DAS KON KOCHBUCH FÜR GESUNDE UND SCHMACKHAFTE SALATE

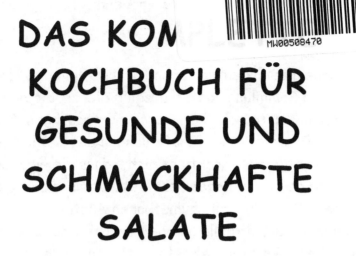

100 KREATIVE, SCHMACKHAFTE UND SÄTTIGENDE SALATE

ADA LANG

INHALTSVERZEICHNIS

MIKROGRÜNER SALAT 157

GETREIDE- UND GETREIDESALAT 218

EINLEITUNG

Salate gelten oft als langweilig oder nur für Abnehmwillige. Mit ein wenig Aufwand kann ein Salat jedoch eine aufregende Möglichkeit sein, Ihre tägliche Portion Gemüse und Obst zu sich zu nehmen.

Die meisten Zutaten in Salaten sind roh und unverarbeitet, wodurch alle Vitamine und Mineralstoffe erhalten bleiben. Beginnen Sie mit dunkelgrünem Blattgemüse wie Spinat oder Römersalat, da diese nahrhafter sind als Eisbergsalat. Fügen Sie eine Auswahl an frischem Gemüse hinzu, z. B. Brokkoli, Karotten, bunte Paprika, Rüben, Blumenkohl, Rotkohl und rote Zwiebeln, um die Aufnahme von Ballaststoffen, Vitaminen, Mineralstoffen und Antioxidantien zu erhöhen. Je bunter der Salat, desto vielfältiger sind die Nährstoffe und vor allem krebsbekämpfende Antioxidantien. Garnieren Sie Ihren Salat mit einer Handvoll Bohnen, Samen, Nüssen und einem leichten Dressing. Halten Sie einen großen Salat bereit, den alle am Esstisch teilen können, und füllen Sie die Hälfte Ihres Tellers mit einem Salat. Dies wird Ihnen helfen, die Menge an Nahrung zu kontrollieren, die Sie essen. Alternative, Fügen Sie Protein wie ein Stück gebackenes Huhn oder Fisch hinzu und verwandeln Sie Ihren Salat in eine gesunde und sättigende Mahlzeit. Joghurt-Raita und Salsa sind weitere gesunde Salatdressings.

GEMÜSESALAT

1. Rote-Bete-Tomaten-Salat

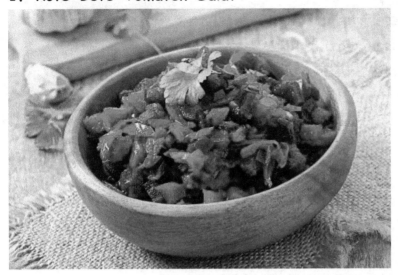

Zutaten

- 1/2 Tasse frische Tomaten – gehackt
- 1/2 Tasse gekochte Rote Beete – gehackt
- 1 Esslöffel Butterschmalz
- 1/4 Esslöffel Senfkörner
- 1/4 Esslöffel Kreuzkümmel
- Prise Kurkuma
- 2 Prise Asafetida
- 4-5 Curryblätter
- Nach Geschmack salzen
- Zucker nach Belieben
- 2 Esslöffel gemahlene Paranuss
- Frisch gehackte Korianderblätter

Richtungen

a) Das Öl erhitzen und dann die Senfkörner hinzugeben, bis sie platzen.

b) Kreuzkümmel, Kurkuma, Curryblätter und Asantida dazugeben.

c) Rote Beete und Tomate zusammen mit der Gewürzkombination, brasilianischem Nusspulver, Salz, Zucker und Korianderblättern nach Geschmack zugeben.

d) Dienen.

2. Auberginen und Tomaten nach italienischer Art

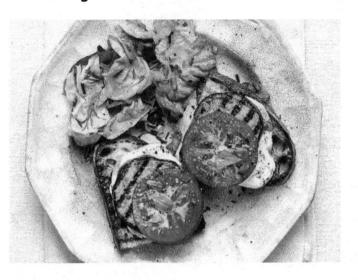

Serviert 4

Zutaten:

- 1 Aubergine, in 1/8-Zoll-Scheiben geschnitten

- Meersalz und Pfeffer

- 1/2 Teelöffel getrocknetes Basilikum

- 1/2 Teelöffel getrockneter Oregano

- 1 Teelöffel frische Petersilie, gehackt

- 3-4 Roma-Tomaten, in dünne Scheiben geschnitten

- 1-2 Esslöffel Kokosöl

- Prise Sesam (optional)

Richtungen:

a) Den Ofen auf 400 Grad Fahrenheit vorheizen.

b) Auf einem mit Backpapier ausgelegten und leicht mit Kokosöl bestrichenen Backblech die Auberginenscheiben anrichten.

c) Die Scheiben mit Salz und Pfeffer würzen, dann Basilikum, Oregano und Petersilie.

d) Jede Auberginenscheibe mit einer Tomatenscheibe belegen.

e) Träufeln Sie Kokosöl über die Aubergine und die Tomate und backen Sie sie 15 Minuten lang oder bis die Aubergine und die Tomate gar sind.

f) Mit Sesam bestreuen.

g) Warm oder gekühlt servieren.

3. Frühlingssalat mit Pilzen

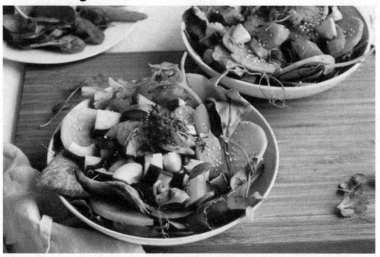

Serviert 5

Zutaten:

Für den Salat:

- 1 Tasse gemischte Pilze, gekocht
- 2 mittelgoldene Rüben, in Scheiben geschnitten
- 4 große Karotten, in Scheiben geschnitten
- 1 Gurke, in Scheiben geschnitten
- 3 Esslöffel Sesam
- 1/4 Tasse gehackter Koriander
- 1/2 Tasse Microgreens oder Sprossen
- 4 Tassen gemischtes Gemüse Ihrer Wahl
- 1 Avocado

Für das Dressing:

- 3 Esslöffel brauner Reisessig
- 1 1/2 Esslöffel Honig
- 2 Esslöffel Kokosöl
- 1/4 TL Meersalz

Richtungen:

a) Legen Sie die Rüben und Karotten in einen Dampfkorb über kochendem Wasser und dämpfen Sie sie, bis sie weich sind; etwa 7 Minuten.

b) Nehmen Sie die Rüben und Karotten vom Herd und kühlen Sie sie schnell ab, indem Sie sie unter kaltem Wasser abspülen. Mit den Gurken anrichten.

c) Sesamsamen, Koriander, Champignons und die Hälfte der Microgreens oder Sprossen in einer großen Rührschüssel mischen.

d) Legen Sie die Rüben, Karotten und Gurken auf das Gemüse.

e) Mit geschnittener Avocado und den übrig gebliebenen Sprossen abschließen.

f) In einer kleinen Schüssel alle Zutaten für das Dressing verquirlen und über das Gemüse gießen.

4. Geröstetes Wurzelgemüse und Sorghum

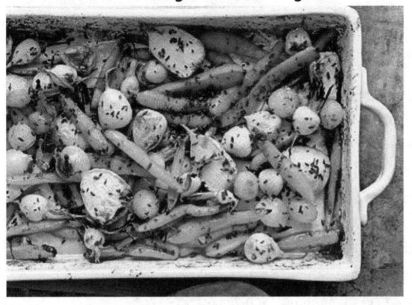

Serviert 8

Zutaten

- 1 Tasse Perlzwiebeln, geschält
- 16 Babykarotten, geschält und längs halbiert (ca. 1 Pfund)
- 12 Babyrüben, geschält und längs halbiert (ca. 1 Pfund)
- 2 Teelöffel Kokosöl
- 2 Esslöffel Sorghum
- 2 Esslöffel Apfelessig
- 1 Esslöffel gehackter frischer Schnittlauch
- $\frac{1}{2}$ Teelöffel koscheres Salz
- $\frac{1}{4}$ Teelöffel gemahlener schwarzer Pfeffer
- Sesamsamen pürieren

Richtungen

a) Backofen auf 450° vorheizen.

b) Zwiebeln, Karotten und Rüben in eine Pfanne geben.

c) Mit Kokosöl beträufeln und vorsichtig schwenken. 15 Minuten backen.

d) Kombinieren Sie Sorghum und Essig. Die Hälfte der Sorghummischung über die Karottenmischung träufeln und vorsichtig schwenken, um sie zu beschichten.

e) Weitere 15 Minuten backen oder bis das Gemüse weich ist. Mit der restlichen Sorghummischung beträufeln.

f) Gleichmäßig mit gehacktem frischem Schnittlauch, Salz, Sesamsamen und frisch gemahlenem schwarzem Pfeffer bestreuen.

5. Gebratenes Wurzelgemüse

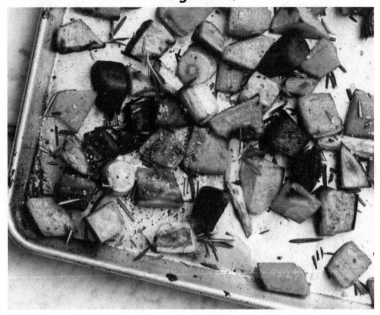

ERGEBNIS: Für 6 bis 8 Portionen

Zutaten

- 3 Pfund gewürfeltes Wurzelgemüse wie Karotten, Pastinaken, Süßkartoffeln und Rüben
- 1 kleine rote Zwiebel
- 1/4 Tasse Kokosöl
- 1 1/2 Teelöffel koscheres Salz
- 1/4 Teelöffel frisch gemahlener schwarzer Pfeffer
- 2 Esslöffel Rosmarinblätter, gehackt

Richtungen

a) Ordnen Sie einen Rost in der Mitte des Ofens an und erhitzen Sie den Ofen auf 425 ° F.

b) Legen Sie das Wurzelgemüse und die rote Zwiebel auf ein umrandetes Backblech. Mit 1/4 Tasse Kokosöl beträufeln, mit koscherem Salz und schwarzem Pfeffer bestreuen und gleichmäßig verteilen. In einer gleichmäßigen Schicht verteilen.

c) 30 Minuten braten.

d) Das Backblech aus dem Ofen nehmen, das Gemüse mit dem Rosmarin bestreuen und vermischen. Wieder in einer gleichmäßigen Schicht verteilen.

e) Weiter braten, bis das Gemüse zart und karamellisiert ist, weitere 10 bis 15 Minuten.

6. Spinat-Tofu-Rührei

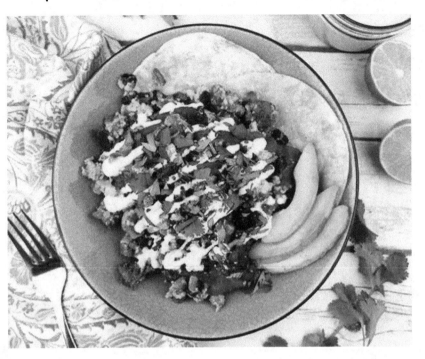

Macht 1

ZUTATEN:
Cashew-Sauce:

- 75 g rohe Cashewnüsse, über Nacht eingeweicht

- 30 ml Zitronensaft

- 5 g Nährhefe

- 60 ml Wasser

- 1 gute Prise Salz

Rührei mit Tofu:

- 15ml Kokosöl

- 1 kleine Zwiebel, gewürfelt

- 1 Knoblauchzehe, gehackt

- 400 fester Tofu, gepresst, zerkrümelt

- 1/2 TL gemahlener Kreuzkümmel

- 1/2 TL Currypulver

- 1/2 TL Kurkuma

- 2 Tomaten, gewürfelt

- 30 g Babyspinat

- Salz, nach Geschmack

Richtungen:

a) Kombinieren Sie die Cashewnüsse, Zitronensaft, Nährhefe, Wasser und Salz in einer Küchenmaschine.

b) 5-6 Minuten auf höchster Stufe mixen oder bis es glatt ist, dann beiseite stellen.

c) Das Kokosöl in einer Pfanne erhitzen und die Zwiebel und den Knoblauch 5 Minuten bei mittlerer Hitze dünsten,

d) Den zerbröckelten Tofu unterrühren.

e) Kreuzkümmel, Curry und Kurkuma sowie Tomaten hinzufügen und 2 Minuten kochen lassen.

f) Spinat hinzufügen und unter regelmäßigem Rühren 1 Minute lang kochen, oder bis der Spinat vollständig zusammengefallen ist.

g) Mit einem Klecks Cashewsauce darüber servieren.

7. Süßkartoffel und Bohnen mit Mandelbutter

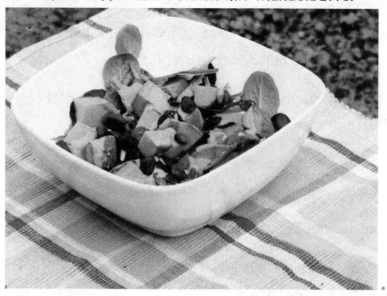

Dient 1

Zutaten

Salat:

- 1 kleine Süßkartoffel, gebacken und gewürfelt

- 3 Tassen Baby Romaine oder Spinat

- 1 Esslöffel getrocknete Preiselbeeren

- Hanfsamen

- 1/4 Tasse schwarze Bohnen, gekocht

Mandelbutter:

- 1 Tasse Mandelmilch

- 4 Esslöffel Mandelbutter

- 3 entsteinte Datteln

- 1 Portion veganes Proteinpulver

Richtungen

a) Alle Zutaten für das Dressing in einem Hochleistungsmixer pürieren.

b) Gemüse, schwarze Bohnen und Preiselbeeren zusammen und mit der Sauce mischen.

c) Etwas Hanfsamen darüber streuen und dann servieren und genießen!

8. Blaubeer-Frühstückssalat

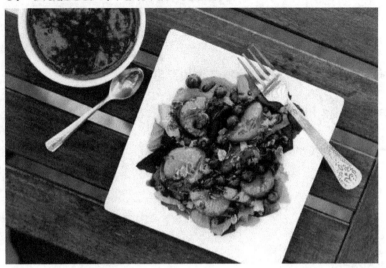

Zutaten

Salat:

- 2 Pfund Gemischter, zerrissener Blattsalat

- 4 Tassen frische Heidelbeeren

- 4 Tassen Frische Orangenstücke

- 2 Tassen Müsli

Vinaigrette

- 1 Tasse Kokosöl

- 1 Tasse gefrorene Blaubeeren, aufgetaut

- 1 Esslöffel Dijon-Senf

- 2 Esslöffel brauner Zucker

- 2 Teelöffel gehackte Schalotte

- $\frac{3}{4}$ Teelöffel koscheres Salz

- $\frac{1}{2}$ Teelöffel gemahlener Pfeffer

- $\frac{1}{2}$ Teelöffel Paprika

Richtungen

a) **Für die Vinaigrette:** Alle Zutaten in einen Mixer oder eine Küchenmaschine geben und verarbeiten, bis die Mischung glatt ist. Kühlen Sie mindestens 30 Minuten, um Aromen zu mischen. Ergibt 2 Tassen.

b) Alle Blattsalate mit der Blaubeer-Vinaigrette mischen und das angemachte Blattgemüse auf acht große Teller verteilen.

c) Orangenstücke und Heidelbeeren auf jedem Salat anrichten.

d) Jeden Salat mit Müsli bestreuen und sofort servieren.

9. Geröstetes Müsli mit vielen Samen

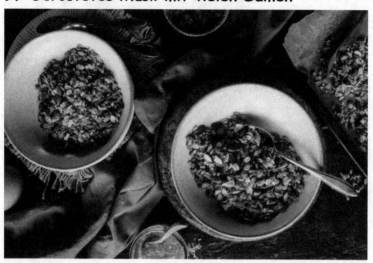

ERGEBNIS: 8 Tassen

Zutaten

- Kochspray

- 6 c. altmodische Haferflocken

- 1 c. Brasilianische Nüsse, gehackt

- 1/2 c. reiner Ahornsirup

- 1/4 c. Kokosnussöl

- 1/4 c. Mohn

- 1/4 c. Sonnenblumenkerne

- 1/4 c. Sesamsamen

- 2 TL. reiner Vanilleextrakt

- 1 Teelöffel. koscheres Salz

- 1/4 TL. gemahlener Ingwer

Richtungen

a) Ofen auf 350 ° F vorheizen.

b) 2 Backbleche leicht einfetten.

c) Kombinieren Sie alle Zutaten in einer Schüssel.

d) Auf vorbereitete Backbleche geben.

e) Backen, umrühren und die Pfannen nach der Hälfte der Zeit drehen, bis sie etwa 20 Minuten lang goldbraun sind.

f) Vollständig abkühlen lassen und dann servieren.

10. Gelber Frühstückssalat

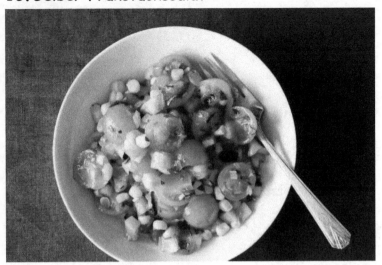

SERVIERT 2

Zutaten

- 1 große reife Banane, in Scheiben geschnitten

- 1 große asiatische reife Birne, geschält und gewürfelt

- Saft von 1/2 frischer Limette

- 1/2 Teelöffel Zimt

- 2 Unzen geröstete Pepitas oder geröstete Pistazien

Richtungen

a) Die Limette über den geschnittenen Früchten auspressen und etwa 10 Minuten beiseite stellen.

b) Nach 5 Minuten den Zimt hinzufügen und vorsichtig schwenken.

c) Rohe Pepitas einige Minuten im Ofen rösten und dann den Salat mit den gerösteten Pepitas toppen.

d) Mit frischen Kräutern und Leinsamen garnieren.

11. Gebratene Auberginen mit Vinaigrette

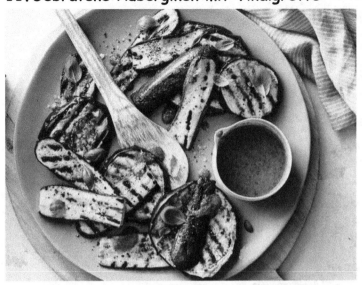

Ausbeute: 4 Portionen

Zutaten:

Aubergine:

- 1 Esslöffel Kokosöl, plus mehr für die Pfanne
- 1 Aubergine, getrimmt und gewürfelt
- 1/2 TL getrocknetes Basilikum
- 1 TL frisch gemahlener schwarzer Pfeffer

Vinaigrette-Dressing:

- 3 Esslöffel Weißweinessig

- 3 Esslöffel gehackter frischer Basilikum

- 1 TL Dijon-Senf

- 1 TL Mönchsfruchtextrakt

- 1/2 TL Meersalz

- 1/4 TL frisch gemahlener schwarzer Pfeffer

- 1/2 Tasse Kokosöl

Richtungen:

a) Heizen Sie den Ofen auf 450 Grad Fahrenheit vor.

b) Backblech mit Kokosöl einsprühen.

c) Kombinieren Sie in einer großen Rührschüssel die Aubergine, 1 Esslöffel Öl, Basilikum, Salz und Pfeffer und mischen Sie sie gut, um sie zu beschichten.

d) Legen Sie die Auberginen auf das Backblech und rösten Sie sie 20 Minuten lang oder bis sie leicht gebräunt und zart sind.

e) **Für das Dressing**: In einer kleinen Schüssel Essig, Basilikum, Senf, Mönchsfruchtextrakt, Salz und Pfeffer verquirlen.

f) Das Öl gleichmäßig unterrühren, bis alles vollständig vermischt ist.

g) Die Aubergine mit der Basilikum-Vinaigrette in einer großen Rührschüssel mischen.

12. Grüne Bohnen mit Shiitake

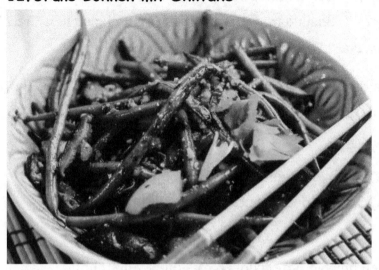

Ausbeute: 2 Portionen

Zutaten:

- 3/4 Pfund grüne Bohnen, getrimmt

- 2 Esslöffel Macadamianussöl oder Palmfruchtöl

- 2 große Schalotten, in dünne Scheiben geschnitten

- 8 Unzen. Shiitake-Pilze, gestielt und in Scheiben geschnitten

- 1/2 mittelgroße rote Paprika, in dünne Scheiben geschnitten

- 2 TL Kokosaminos

- 1/4 TL Meersalz

- 1/4 TL frisch gemahlener schwarzer Pfeffer

Richtungen:

a) Bei starker Hitze einen großen Topf mit leicht gesalzenem Wasser zum Kochen bringen.

b) Die grünen Bohnen hinzugeben, abdecken und 8 Minuten köcheln lassen.

c) In einer großen beschichteten Pfanne das Öl bei mittlerer bis hoher Hitze erhitzen.

d) Die Schalotten hinzugeben und unter Rühren 2-3 Minuten köcheln lassen, oder bis sie weich werden.

e) Shiitake-Pilze und Paprika in die Pfanne geben und 6-7 Minuten köcheln lassen, oder bis die Pilze leicht gebräunt sind.

f) Fügen Sie die grünen Bohnen hinzu und kochen Sie für 1 Minute.

g) Werfen Sie die Kokosaminos, Salz und Pfeffer hinein; 1 Minute unter ständigem Rühren kochen.

h) Dienen.

13. Geröstete Süßkartoffel und Gemüse

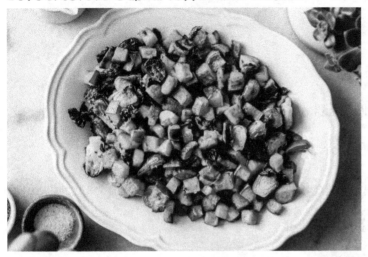

Ausbeute: 4 Portionen

Zutaten:

- 2 mittelgroße Süßkartoffeln, gewürfelt

- 1 mittelgroße rote Paprika, gewürfelt

- 1 mittelgroße rote Zwiebel, in 3/4-Zoll-Würfel geschnitten

- 6 TL Macadamianussöl

- 2 Selleriestangen, in Scheiben geschnitten

- 1/4 Tasse langsam geröstete Cashewnüsse

- 1 Esslöffel Weißweinessig

- 2 Esslöffel gehackte frische Petersilie

- 1 TL Dijon-Senf

- 1/4 TL Meersalz

- 1/4 TL frisch gemahlener schwarzer Pfeffer

Richtungen:

a) Den Backofen auf 200 Grad Celsius vorheizen.

b) Süßkartoffeln, Paprika und Zwiebel in einer Rührschüssel mit 2 EL Öl mischen.

c) Auf ein Backblech geben und 28 bis 30 Minuten braten, bis das Gemüse zart und karamellisiert ist, dabei gelegentlich umrühren.

d) Sellerie und Cashewnüsse in einer Rührschüssel mischen. Essig, Petersilie, Senf, Salz und Pfeffer hinzufügen.

e) In einem langsamen, stetigen Strahl die restlichen 4 Teelöffel Öl einrühren und dann mit dem Gemüse mischen.

14. Kichererbsen-Falafel mit Salat

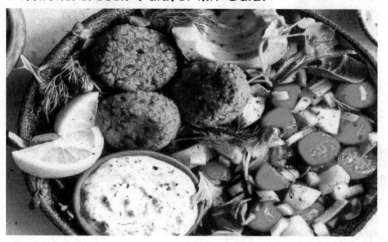

Ausbeute: 4 Portionen

Zutaten:

Falafel

- 15-Unzen-Dose Kichererbsen, abgetropft

- 2 Frühlingszwiebeln, gehackt

- 1 Knoblauchzehe, gehackt

- 1 TL gemahlener Kreuzkümmel

- 1/4 TL Currypulver

- 3 Esslöffel Kokosöl

- 2 Esslöffel gehackte frische Petersilie

- 1/4 TL aluminiumfreies Backpulver

- 1/4 TL Meersalz

- 1/8 TL Cayennepfeffer

Dressing

- 2 Esslöffel Bio-Tahini-Paste

- 2 Esslöffel einfache kultivierte Kokosmilch

- 1 Esslöffel Zitronensaft

- 1 TL Zitronenschale

- 1 TL Kokosöl

- 1/4 TL Meersalz

Salat

- 10 Tassen gemischtes Frühlingsgrün

- 1 große Gurke, geschält und in Scheiben geschnitten

- 1 Tasse Traubentomaten, halbiert

- 1 Avocado, entkernt, Haut entfernt und in Scheiben geschnitten

Richtungen:

a) Ofen auf 375°F vorheizen.

b) Kombinieren Sie Kichererbsen, Frühlingszwiebeln, Knoblauch, Kreuzkümmel und Currypulver in einer Küchenmaschine zu einer körnigen Paste.

c) Öl, Petersilie, Backpulver, Meersalz und Cayennepfeffer zur Paste geben und gut verrühren.

d) Aus der Masse acht Bratlinge mit 2 cm Durchmesser formen und auf ein vorbereitetes Backblech legen.

e) 20 Minuten backen, nach der Hälfte der Zeit drehen oder bis sie leicht gebräunt und geschwollen sind.

f) **Dressing machen:** Tahini, Kokosmilch, Zitronensaft, Zitronenschale, Kokosöl und Salz in einer kleinen Rührschüssel vermischen.

g) Das gemischte Frühlingsgemüse mit der Gurke und den Tomaten in einer großen Rührschüssel mischen. Das Dressing unterziehen.

h) Jede Platte mit zwei Falafel-Patties und Avocado-Scheiben belegen.

15. Bohnenquark mit Bohnensauce und Nudeln

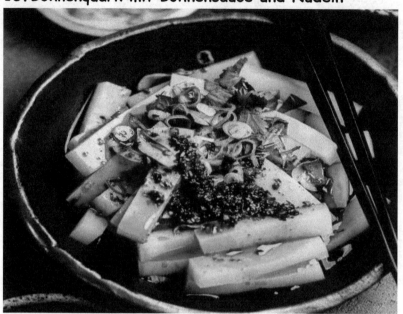

Macht 4

Zutaten

- 8 Unzen vegane Nudeln, gekocht
- 1 Blockfester 12-Unzen-Tofu, gewürfelt
- 3 große Stangen Pak Choi, gekocht
- 2 Frühlingszwiebeln
- 2 Esslöffel Öl
- 2 Scheiben Ingwer, gehackt

Soße:

- ⅓ Tasse dunkle Sojasauce
- 2 Esslöffel schwarze Bohnensauce
- 2 Teelöffel chinesischer Reiswein oder trockener Sherry
- 2 Teelöffel schwarzer Reisessig
- $\frac{1}{4}$ Teelöffel Salz
- $\frac{1}{4}$ Teelöffel Chilipaste mit Knoblauch
- 1 Teelöffel scharfes Chiliöl
- $\frac{1}{4}$ Teelöffel Sesamöl
- $\frac{1}{2}$ Tasse Wasser

Belag:

- 2 Knoblauchzehen, gehackt
- $\frac{1}{4}$ einer roten Zwiebel, gehackt

Richtungen

a) Kombinieren Sie die Saucenzutaten in einer großen Rührschüssel.

b) Das Öl in einem vorgeheizten Wok oder einer Pfanne erhitzen. Ingwer, Knoblauch und Frühlingszwiebeln in das erhitzte Öl geben. Anbraten, bis es duftet.

c) Die rote Zwiebel dazugeben und kurz anschwitzen. An die Seiten schieben und die Pak-Choi-Stiele hinzufügen.

d) Rühren Sie die Blätter ein, bis der Pak Choi grün und die Zwiebel weich ist.

e) Die Soße in der Mitte des Topfes zum Kochen bringen. Den Tofu und die Nudeln hineingeben.

f) Alles vermengen und sofort servieren.

16. Linsen und Blumenkohl 'Reis'

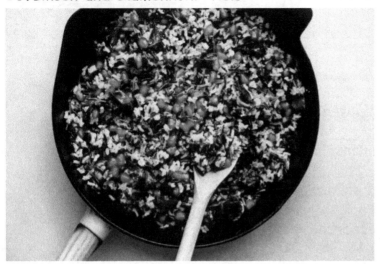

Ausbeute: 6 Portionen

Zutaten:

- 1/2 Tasse Linsen

- 1 Kopf Blumenkohl, in einer Küchenmaschine gewürfelt

- 1 Esslöffel Kokosöl

- 3 EL Gemüsebrühe

- 1/2 Tasse Granatapfelkerne

- 1/4 Tasse Frühlingszwiebeln, nur Gemüse, in dünne Scheiben geschnitten

- 1 Tasse frischer Koriander, gehackt

- 1/4 Tasse frische Minzblätter, fein gehackt

- 1 TL Zitronenschale

- Meersalz und schwarzer Pfeffer nach Geschmack

Richtungen:

a) Salzwasser in einem Topf zum Kochen bringen und die Linsen 15 Minuten köcheln lassen, oder bis sie gerade weich sind. Das Wasser abgießen und beiseite stellen.

b) In einer großen Pfanne die Butter bei mittlerer bis niedriger Hitze schmelzen. Fügen Sie das Kokosöl und den zerkleinerten Blumenkohl hinzu.

c) Brühe und Linsen hinzugeben und 3 Minuten kochen lassen, dabei häufig umrühren.

d) Den Topf vom Herd nehmen und die restlichen Zutaten hineingeben.

e) Mit Salz und Pfeffer würzen und servieren.

17. Veggie-Quesadilla mit Reis-Tortilla

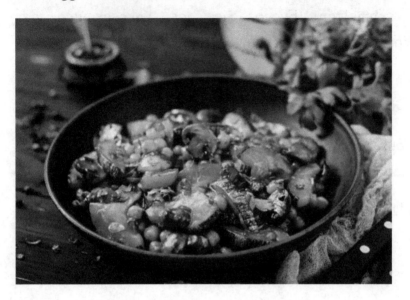

Serviert 6

Zutaten:

- 1 Esslöffel Kokosöl

- 8 Mini-Paprikaschoten, gehackt

- 1/2 rote Zwiebel, gehackt

- 3 Knoblauchzehen, zerdrückt

- 6 Tassen frischer Babyspinat

- 4 Unzen Dose grüne Chilis, gewürfelt

- 15 Unzen Dose schwarze Bohnen, gespült und abgetropft

- 15 Unzen Dose Kidneybohnen, gespült und abgetropft

- 1 Esslöffel Chilipulver

- 1/4 Teelöffel rote Paprikaflocken

- 1 Teelöffel Meersalz

- 1/2 Teelöffel schwarzer Pfeffer

- 3 braune Reis-Tortillas, in 2-Zoll-Stücke gerissen

Belag:

- 1 Avocado, in Scheiben geschnitten

- 1 Jalapenopfeffer, entkernt und gehackt

- 1 Tasse Kohl, zerkleinert

- 1/2 Tasse schwarze Oliven, in Scheiben geschnitten

Richtungen:

a) In einer großen Pfanne das Öl bei mittlerer Hitze erhitzen.

b) Paprika, Zwiebeln und Knoblauch anschwitzen.

c) Spinat und grüne Chilis dazugeben und ca. 5 Minuten garen.

d) Bohnen, Chilipulver, Paprikaflocken, Salz und Pfeffer sowie die Tortillastücke dazugeben und weiter sautieren, bis das Gemüse und die Tortillas gar sind.

e) Mit Avocado, Jalapeño-Pfeffer, Kohl und Oliven garniert servieren.

18. Gemüsemischung

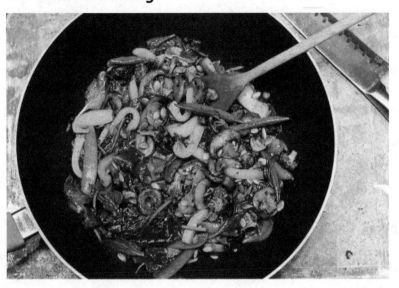

Zutaten

- 6 Esslöffel. Kokosnussöl

- 240 g Baby-Bella-Pilze, in Scheiben geschnitten

- 115 g Brokkoli, in Scheiben geschnitten

- 100 g Zuckerschoten

- 90 g Paprika, gehackt

- 90 g Spinat

- 2 Esslöffel. Kürbiskerne

- 2 TL. Zerhackter Knoblauch

- 1 Teelöffel. Salz

- 1 Teelöffel. Pfeffer

- 1/2 TL. Rote Pfefferflocke

Richtungen

a) Kokosöl in einen Wok geben und auf heiße Hitze bringen.

b) Sobald das Öl heiß ist, Knoblauch hinzufügen und 1 Minute kochen lassen.

c) Champignons und Brokkoli zugeben und alles gut vermischen.

d) Zuckererbsen in die Mischung geben und gut umrühren.

e) Fügen Sie Ihre Paprika dem Gericht hinzu und rühren Sie es gut um.

f) Fügen Sie alle Ihre Gewürze und die Kürbiskerne hinzu und rühren Sie sie in das Gemüse.

g) Sobald das Gemüse gar ist, den Spinat auf das Gemüse geben und vom Dampf zerfallen lassen.

h) Sobald der Spinat zusammengefallen ist, alles vermischen und servieren!

19. Nussiges Gemüse und Eierfrühstück

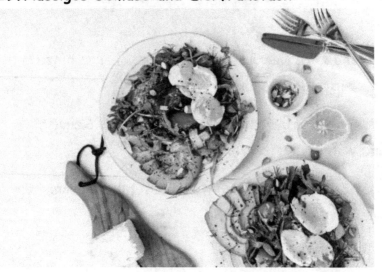

Ausbeute: 2 PORTIONEN

Zutaten

- 1 $\frac{1}{2}$ Tassen gehackte Gurken

- 1 Tasse Kirschtomaten, halbiert

- 1 rote Paprika, gewürfelt

- 1 Avocado, gewürfelt

- $\frac{1}{4}$ Tasse frischer Basilikum, in mundgerechte Stücke gerissen

- $\frac{1}{4}$ Tasse Petersilie, grob gehackt

- $\frac{1}{4}$ Tasse geröstete brasilianische Nüsse

- 1 Esslöffel Kokosöl, verwenden Sie das Beste, was Sie haben

- Jeweils $\frac{1}{4}$ Teelöffel: flockiges Meersalz und Pfeffer

- 2 Teelöffel Butter, Dose Kokosöl

- 2 große Eier

Richtungen

a) Gurke, Kirschtomaten, Paprika, Avocado, Basilikum, Petersilie und Nüsse in eine mittelgroße Rührschüssel geben.

b) Fügen Sie das Kokosöl, Meersalz und Pfeffer hinzu und schwenken Sie es, um es zu beschichten.

c) Das Kokosöl in einer beschichteten Pfanne bei mittlerer Hitze erhitzen. Schlagen Sie die Eier in die Pfanne und kochen Sie sie etwa 3 Minuten lang, bis sie nach Ihren Wünschen fertig sind.

d) Salat auf zwei Tellern anrichten und jeweils mit einem Ei belegen.

20.Ei und vegetarisches Frühstück

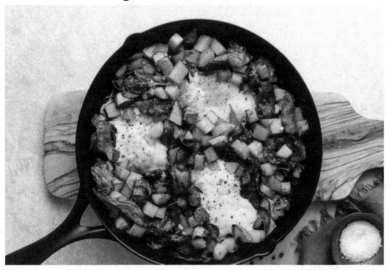

Portionen: 4

Zutaten

- 10 Unzen. Baby-Neukartoffeln, gewürfelt und gekocht

- 2 Esslöffel Kokosöl

- 1 mittelgroße Zucchini in mundgerechte Stücke geschnitten

- 1 gelbe Paprika gehackt

- 1 rote Paprika gehackt

- 2 Knoblauchzehen gehackt

- 4 große Eier

- 2 Frühlingszwiebeln in Scheiben geschnitten

- $\frac{1}{2}$ TL Chiliflocken oder nach Geschmack

- Meersalz und schwarzer Pfeffer nach Geschmack

Richtungen

a) Öl in einer großen Pfanne bei mittlerer Hitze erhitzen. Kartoffeln, Zucchini, Paprika, Knoblauch hinzugeben und mit Salz und Pfeffer würzen.

b) Etwa 10 Minuten anbraten, oder bis das Gemüse knusprig und zart ist.

c) Machen Sie Platz in der Pfanne und schlagen Sie die Eier vorsichtig hinein.

d) Decken Sie es ab und kochen Sie es etwa 5 Minuten lang oder bis die Eier fest sind.

e) Mit Frühlingszwiebeln und Chiliflocken garnieren.

21.Kohl mit Cranberry

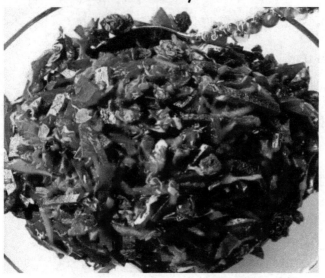

1 Portion

Zutaten:

- $\frac{1}{2}$ kleiner Kohlkopf
- 1 Esslöffel Olivenöl
- 2 Teelöffel Zitronensaft
- $\frac{1}{2}$ Esslöffel Apfelessig
- $\frac{1}{2}$ Tasse (100 ml) Preiselbeeren, frisch oder gefroren und aufgetaut
- $\frac{1}{4}$ Tasse (50 ml) Kürbiskerne, eingeweicht

Richtungen

a) Den Kohl fein raspeln und in eine Schüssel geben. Mit Olivenöl, Zitronensaft und Apfelessig aufgießen.

b) Mit den Händen mischen, bis der Kohl weich wird. Cranberrys und Kürbiskerne dazugeben und mischen.

22. Scharfer Gemüsesalat

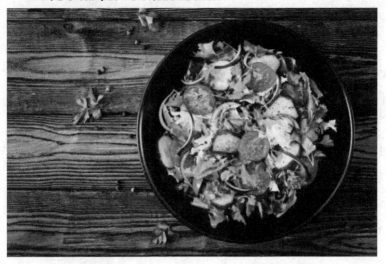

Zutaten

- würzige Mischung-erhitzen Sie Öl, fügen Sie Senfkörner hinzu, wenn sie aufplatzen, fügen Sie Kümmelsamen hinzu, dann Curryblätter und Asantida
- Salz und Zucker
- Zitronen-/Limettensaft (nicht verwenden, wenn Tomaten im Salat sind)
- Frische Korianderblätter – für den westlichen Stil können Sie Petersilie, Dill, Basilikum, Rucola, Minze usw. verwenden.
- Frisch geriebene Kokosnuss
- Geröstetes Erdnusspulver oder ganze geröstete Erdnüsse
- Joghurt

Richtungen

a) Schneiden Sie frisches Gemüse und dämpfen Sie es bei Bedarf.

b) Fügen Sie alle anderen Zutaten nach Geschmack hinzu. Zum Schluss die würzige Basismischung hinzufügen. (in einer separaten Pfanne Öl erhitzen und die Gewürze hinzufügen, dann die Mischung zum Gemüse geben)

c) Alles miteinander vermischen und servieren.

23.Rote-Bete-Tomaten-Salat

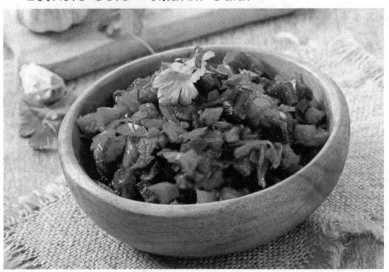

Zutaten

- 1/2 Tasse frische Tomaten - gehackt
- 1/2 Tasse gekochte Rote Beete - gehackt
- 1 Esslöffel Pflanzenöl
- 1/4 Esslöffel Senfkörner
- 1/4 Esslöffel Kreuzkümmel
- Prise Kurkuma
- 2 Prise Asafetida
- 4-5 Curryblätter
- Nach Geschmack salzen
- Zucker nach Belieben
- 2 Esslöffel Erdnusspulver
- Frisch gehackte Korianderblätter

Richtungen

a) Öl erhitzen und Senfkörner dazugeben.

b) Wenn sie aufplatzen, fügen Sie den Kreuzkümmel hinzu, dann die Kurkuma, Curryblätter und Asantida.

c) Gewürzmischung zu Roter Bete und Tomate zusammen mit dem Erdnusspulver sowie Salz, Zucker und Korianderblättern nach Geschmack geben.

24.Kohl- und Granatapfelsalat

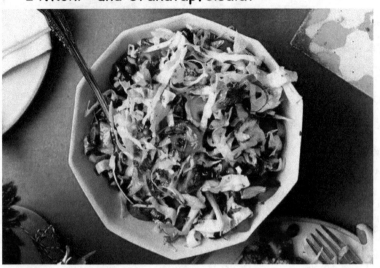

Zutaten

- 1 Tasse Kohl – gerieben
- $\frac{1}{2}$ Granatapfel
- $\frac{1}{4}$ Esslöffel Senfkörner
- $\frac{1}{4}$ Esslöffel Kreuzkümmel
- 4-5 Curryblätter
- Asafetida kneifen
- 1 Esslöffel Öl
- Salz und Zucker nach Geschmack
- Zitronensaft nach Geschmack
- Frische Korianderblätter

Richtungen

a) Granatapfel entkernen.

b) Granatapfel mit Kohl mischen.

c) Öl in einer Pfanne erhitzen und die Senfkörner hinzugeben. Wenn sie aufplatzen, fügen Sie den Kreuzkümmel, die Curryblätter und die Asantida hinzu. Die Gewürzmischung zum Kohl geben.

d) Zucker, Salz und Zitronensaft nach Geschmack hinzufügen. Gut mischen.

e) Nach Belieben mit Koriander garnieren.

25.Karotten-Granatapfel-Salat

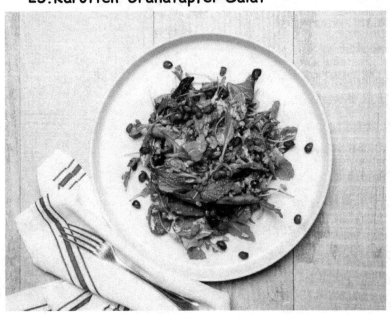

Zutaten

- 2 Karotten – gerieben
- $\frac{1}{2}$ Granatapfel
- $\frac{1}{4}$ Esslöffel Senfkörner
- $\frac{1}{4}$ Esslöffel Kreuzkümmel
- 4-5 Curryblätter
- Asafetida kneifen
- 1 Esslöffel Öl
- Salz und Zucker nach Geschmack
- Zitronensaft – nach Geschmack
- Frische Korianderblätter

Richtungen

a) Granatapfel entkernen.

b) Granatapfel mit Karotte mischen.

c) Öl in einer Pfanne erhitzen und die Senfkörner hinzugeben. Wenn sie aufplatzen, fügen Sie den Kreuzkümmel, die Curryblätter und die Asantida hinzu. Die Gewürzmischung zur Karotte geben.

d) Zucker, Salz und Zitronensaft nach Geschmack hinzufügen. Gut mischen.

e) Nach Belieben mit Koriander garnieren.

26. Gurken-Erdnuss-Salat

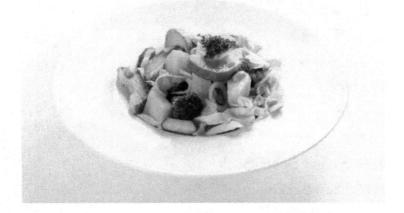

Zutaten

- 2 Gurken – geschält und gehackt
- Zucker und Salz nach Geschmack
- 2 -3 Esslöffel geröstetes Erdnusspulver – oder nach Geschmack
- 1 Esslöffel Öl
- 1/8 Esslöffel Senfkörner
- 1/8 Esslöffel Kreuzkümmel
- Asafetida kneifen
- 4-5 Curryblätter
- Zitronensaft – nach Geschmack

Richtungen

a) Das Öl in einer Pfanne erhitzen. Die Senfkörner hinzufügen. Wenn sie aufplatzen, fügen Sie den Kreuzkümmel, die Asafetida und die Curryblätter hinzu.

b) Die Gewürzmischung zu den Gurken geben.

c) Mit Salz, Zucker und Zitrone abschmecken.

d) Das Erdnusspulver hinzugeben und gut vermischen.

27.Gurken-, Tomaten- und Joghurtsalat

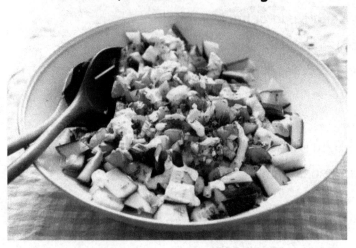

Zutaten

- 2 Gurken - gehackt
- 1 Tomate - gehackt
- 2 Esslöffel Naturjoghurt
- 2 Esslöffel geröstetes Erdnusspulver
- Salz und Zucker nach Geschmack
- 1 Esslöffel Öl
- $\frac{1}{4}$ Esslöffel Senfkörner
- $\frac{1}{2}$ Esslöffel Kreuzkümmel
- 4-5 Curryblätter
- Asafetida kneifen
- Frischer Koriander

Richtungen

a) Gurke, Tomate und Joghurt mischen.

b) In einer separaten Pfanne das Öl erhitzen und die Senfkörner hinzugeben. Wenn sie aufplatzen, fügen Sie den Kreuzkümmel, die Curryblätter und die Asantida hinzu.

c) Die Gewürzmischung mit der Gurkenmischung mischen.

d) Erdnusspulver, Salz, Zucker und Joghurt hinzufügen.

e) Mit Korianderblättern garnieren.

28.Kater-Helfer-Salat

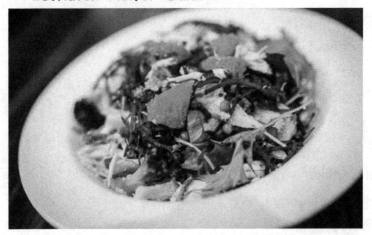

Zutaten:

- 3 Tassen gehacktes Gemüse (Eisberg- oder Römersalat, Spinat oder eine Kombination)
- $\frac{1}{4}$ Fenchelknolle, in dünne Scheiben geschnitten
- $\frac{1}{2}$ Tasse Kirsch- oder Traubentomaten, halbiert oder geviertelt
- $\frac{1}{2}$ Tasse gehackte gekochte Brokkoliröschen
- $\frac{1}{2}$ Tasse gehackte Rüben
- 1 bis 2 Esslöffel natives Olivenöl extra
- Saft von $\frac{1}{2}$ Zitrone

Richtungen

a) Mischen Sie in einer großen Schüssel das Gemüse, den Fenchel, die Tomaten, den Brokkoli und die Rüben.

b) Mit Olivenöl und Zitronensaft abschmecken.

29. Nudelwurf

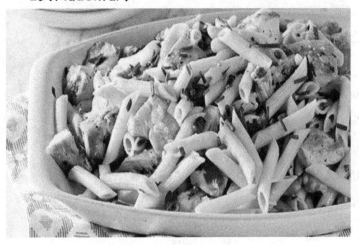

Zutaten:

- 1 (16-Unzen) Packung Nudeln Ihrer Wahl
- 1 Esslöffel natives Olivenöl extra
- 2 Knoblauchzehen, gehackt
- 1 (14 Unzen) Dose Artischockenherzen, abgetropft und gehackt
- 1 Tasse Trauben- oder Kirschtomaten, halbiert
- Frisch gemahlener schwarzer Pfeffer nach Geschmack

Richtungen

a) Einen großen Topf mit Wasser zum Kochen bringen. Nudeln zugeben und nach Packungsanweisung kochen.

b) Während die Nudeln kochen, Öl in einer großen Pfanne bei mittlerer Hitze erhitzen. Knoblauch zugeben und 1 Minute erhitzen. Artischocken und Tomaten hinzugeben und etwa 7 Minuten kochen, bis sie weich sind.

c) Wenn die Nudeln gar sind, abgießen und direkt in die Pfanne geben. Mit Gemüse mischen und nach Belieben mit schwarzem Pfeffer würzen.

30.Glück Salat

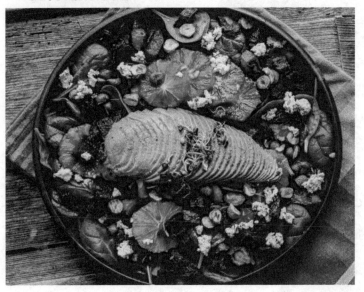

Zutaten:

- 2 Tassen Babyspinat (oder eine Mischung aus Blattgemüse)
- $\frac{1}{2}$ Avocado, gewürfelt
- 1 Tasse Rüben, gewürfelt
- $\frac{1}{4}$ Tasse Haselnüsse
- 2 Esslöffel natives Olivenöl extra
- 1 Esslöffel Balsamico-Essig

Richtungen

a) Spinat, Avocado, Rüben und Haselnüsse in eine Schüssel geben. Dress mit Öl und Essig.
b) Werfen und genießen.

31.Kürbis-Joghurt-Salat

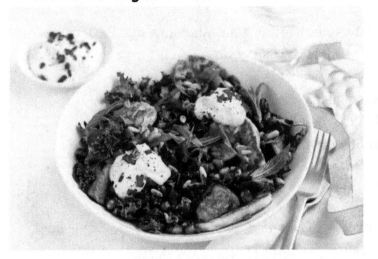

Zutaten

- 2 Tassen Kürbis – in 2,5 cm große Stücke geschnitten
- 1 Esslöffel Öl
- 1 - 2 Esslöffel geröstetes Erdnusspulver
- ½ Esslöffel Senfkörner
- ½ Esslöffel Kreuzkümmel
- 4-5 Curryblätter
- 2 Esslöffel Naturjoghurt
- Frischer Koriander – nach Geschmack
- Salz und Zucker nach Geschmack

Richtungen

a) Den Kürbis kochen oder dämpfen. Cool. Auf Wunsch pürieren.

b) Das Öl erhitzen und die Senfkörner hinzugeben. Wenn sie aufplatzen, fügen Sie den Kreuzkümmel und die Curryblätter hinzu.

c) Die Gewürzmischung zum abgekühlten Kürbis geben.

d) Joghurt, Salz, Zucker und Erdnusspulver hinzufügen. Mischen

e) Mit Koriander garnieren.

32. Daikon-Rettich-Salat

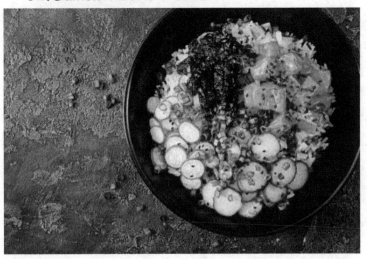

Zutaten

- 2 Rettich
- 3 Esslöffel geröstetes Chana Dal
- Zitrone nach Geschmack oder Joghurt
- 1/2 Esslöffel Kreuzkümmelpulver
- Zucker nach Belieben
- Frische Korianderblätter
- Nach Geschmack salzen

Richtungen

a) Rettich fein raspeln, auch das Grün.

b) Alle Zutaten hinzufügen und gut vermischen.

c) Mit Koriander garnieren.

33.Roher Kürbissalat

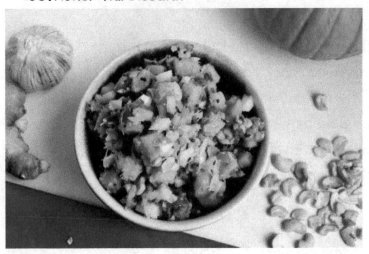

Zutaten

- 1 Tasse geriebener Kürbis
- $\frac{1}{4}$ Esslöffel Senfkörner
- $\frac{1}{4}$ Esslöffel Kreuzkümmel
- 4-5 Curryblätter
- Asafetida kneifen
- 1 Esslöffel Öl
- Salz und Zucker nach Geschmack
- Frische Korianderblätter

Richtungen

a) Öl in einer Pfanne erhitzen und die Senfkörner hinzugeben. Wenn sie aufplatzen, fügen Sie den Kreuzkümmel, die Curryblätter und die Asantida hinzu. Gewürzmischung zum geriebenen Kürbis geben.

b) Zucker hinzufügen, Salz abschmecken.

34. Bockshornklee und Tomatensalat

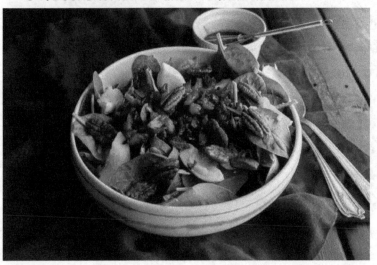

Zutaten

- 1 Tomate – gehackt
- $\frac{1}{4}$ Tasse Bockshornkleeblätter – gehackt
- $\frac{1}{2}$ Tasse Blattspinat – gehackt
- $\frac{1}{4}$ Esslöffel Senfkörner
- $\frac{1}{4}$ Esslöffel Kreuzkümmel
- 4-5 Curryblätter
- Asafetida kneifen
- 1 Esslöffel Öl
- Salz und Zucker nach Geschmack
- 2 Esslöffel geröstetes Erdnusspulver
- Frische Korianderblätter

Richtungen

a) Tomaten, Bockshornkleeblätter und Spinat mischen.

b) Öl in einer Pfanne erhitzen und die Senfkörner hinzugeben. Wenn sie aufplatzen, fügen Sie den Kreuzkümmel, die Curryblätter und die Asantida hinzu. Gewürzmischung zur Tomatenmischung geben.

c) Zucker, Salz und Erdnusspulver zugeben.

d) Nach Belieben mit Koriander garnieren.

35. Tomaten-Erdnuss-Salat

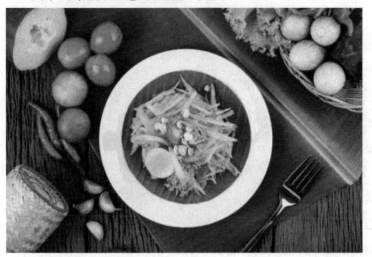

Zutaten

- 2 Tomaten - gehackt
- $\frac{1}{4}$ Esslöffel Senfkörner
- $\frac{1}{4}$ Esslöffel Kreuzkümmel
- 4-5 Curryblätter
- 1/2 Esslöffel Öl
- Salz und Zucker nach Geschmack
- 1-2 Esslöffel geröstetes Erdnusspulver
- Joghurt – falls gewünscht
- Frische Korianderblätter

Richtungen

a) Öl in einer Pfanne erhitzen und die Senfkörner hinzugeben. Wenn sie aufplatzen, fügen Sie den Kreuzkümmel und die Curryblätter hinzu. Gewürzmischung zur Tomate geben.

b) Zucker und Salz nach Geschmack hinzufügen. Fügen Sie das geröstete Erdnusspulver hinzu.

c) Nach Belieben mit Koriander und Joghurt garnieren.

36. Türkischer Bohnensalat

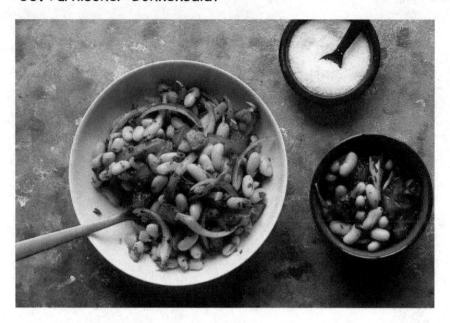

Für den Salat:

- 1 1/2 Tassen gekochte weiße Bohnen.

- 1/2 Tasse gehackte Tomaten.

- 1/2 Tasse geschnittene Gurke.

- 2 grüne Paprika, in Scheiben geschnitten.

- 1/4 Tasse geschnittene Petersilie.

- 1/4 Tasse gehackter frischer Dill.

- 1/4 Tasse geschnittene Frühlingszwiebeln.

- 4 hart gekochte Eier.

- Dressing

Für die schnellen Zwiebelgurken:

- 2 Tassen warmes Wasser.

- 2 rote Zwiebeln, in dünne Scheiben geschnitten.

- 1 Esslöffel Zitronensaft.

- 1 Teelöffel Essig.

- 1 Teelöffel Salz.

- 1 Teelöffel Sumach.

Richtungen

a) In einer großen Schüssel alle Zutaten für den Salat außer den Eiern mischen.

b) Alles für das Dressing verquirlen und über den Salat geben. Gut umrühren und mit geschnittenen oder halbierten Eiern belegen.

c) So bereiten Sie die Zwiebelgurken schnell zu: Geben Sie geschnittene Zwiebeln in sehr heißes Wasser, blanchieren Sie sie eine Minute lang und geben Sie sie in sehr kaltes Wasser, um das Garen zu beenden. Einige Minuten im kalten Wasser liegen lassen und gut abtropfen lassen.

d) Zitronensaft, Salz, Essig und Sumach mischen und über die abgetropften Zwiebeln geben. Es ist alles bereit, um innerhalb von 5 bis 10 Minuten verwendet zu werden. Je länger es wartet, desto heller ist die Farbe, die es hat.

e) Rote Zwiebeln in die Salatmischung geben und gut umrühren. Lassen Sie einige zusätzliche Zwiebeln für die Spitze.

f) Teilen Sie den Salat in Schüsseln und führen Sie ihn mit einigen weiteren roten Zwiebeln an.

37.Gemüse- und Quinoa-Bowls

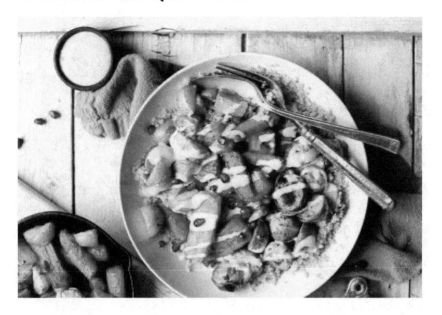

Gemüse:

- 4 mittelgroße ganze Karotten.

- 1 1/2 Tassen geviertelte gelbe Säuglingskartoffeln.

- 2 Esslöffel Ahornsirup.

- 2 Esslöffel Olivenöl.

- Je 1 gesunde Prise Meersalz + schwarzer Pfeffer.

- 1 Esslöffel geschnittener frischer Rosmarin.

- 2 Tassen halbierter Rosenkohl.

Andenhirse:

- 1 Tasse weißer Quinoa gut gespült + abgetropft.

- 1 3/4 Tassen Wasser.

- 1 Prise Meersalz.

Soße:

- 1/2 Tasse Tahini.

- 1 mittelgroße Zitrone, entsaftet (Ertrag - 3 Esslöffel oder 45 ml).

- 2-3 Esslöffel Ahornsirup.

Optional zum Servieren:

- Frische Kräuter (Petersilie, Thymian usw.).

- Granatapfelkerne.

Richtungen

a) Backofen auf 204 °C vorheizen und ein Backblech mit Pergamentpapier auslegen

b) Möhren und Kartoffeln auf das Blech geben und mit der Hälfte des Ahornsirups, der Hälfte des Olivenöls, Salz, Pfeffer und Rosmarin beträufeln. Zum Integrieren werfen. Dann 12 Minuten backen.

c) In der Zwischenzeit eine Pfanne bei mittlerer Hitze erhitzen. Sobald es heiß ist, fügen Sie den gespülten Quinoa hinzu, um ihn leicht anzubraten, bevor Sie Wasser hinzufügen, um die übrig gebliebene Feuchtigkeit zu verdampfen und einen nussigen Geschmack hervorzuheben.

d) Bereiten Sie für 2-3 Minuten vor und rühren Sie häufig um. Wasser und eine Prise Salz zugeben. Zum Schluss das Dressing vorbereiten.

e) Zum Servieren Quinoa und Gemüse auf Servierschalen verteilen und mit einem großzügigen Spritzer Tahini-Sauce anrichten. Führend mit Garnituren wie Granatapfelkernen oder frischen Kräutern.

38. Mandelbutter-Tofu-Pfanne

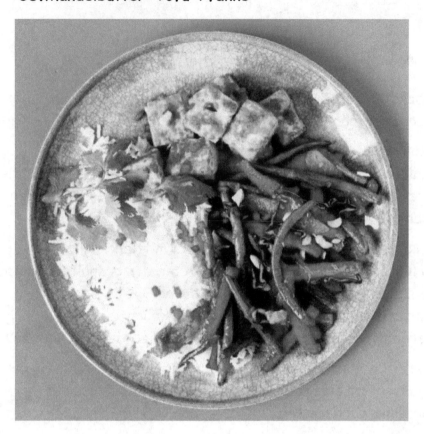

Zutaten:

- 1 12-Unzen-Paket extra Firmentofu.

- 2 Esslöffel Sesamöl (aufgeteilt).

- 4 Esslöffel natriumreduziertes Tamari

- 3 Esslöffel Ahornsirup.

- 2 Esslöffel Mandelbutter

- 2 Esslöffel Limettensaft.

- 1-2 Teelöffel Chili-Knoblauch-Sauce

- Gemüse

- Wildreis, weißer Reis oder Blumenkohlreis.

Richtungen

a) Wenn der Ofen vorgeheizt ist, Tofu auspacken und in kleine Würfel schneiden.

b) In der Zwischenzeit die Hälfte des Sesamöls, Tamari, Ahornsirup, Mandelbutter, Limettensaft und Chili-Knoblauch-Sauce/Paprikaflocken/Thai-Chilis in eine kleine Rührschüssel geben. Mischung zum Integrieren.

c) Gebackenen Tofu in die Mandelbutter-Tamari-Sauce geben und 5 Minuten marinieren lassen, dabei gelegentlich umrühren. Je länger es mariniert wird, desto extremer wird der Geschmack, aber ich finde, dass 5-10 Minuten ausreichend sind.

d) Eine große Bratpfanne bei mittlerer Hitze erhitzen. Wenn es heiß ist, fügen Sie den Tofu hinzu und lassen Sie den größten Teil der Marinade zurück.

e) Unter gelegentlichem Rühren etwa 5 Minuten braten, bis sie von allen Seiten gebräunt und leicht karamellisiert sind.

f) In die Pfanne das restliche Sesamöl der Marinade geben.

39. Bagelsalat mit weißen Bohnen und Pesto

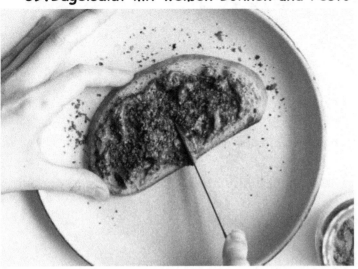

Zutaten

- 3 Esslöffel natives Olivenöl extra

- 1 alles Bagel, grob zerrissen

- 1 (15 Unzen) Dose Cannellinibohnen, abgetropft und gespült

- ⅓ Tasse Zitronen-Basilikum-Pesto

- 1 Esslöffel Weißweinessig

- Saft von 1 Zitrone

- Flockiges Meersalz

- Zerkleinerte Paprikaflocken

- 6 Tassen Baby-Rucola

- ¼ Tasse frisch gehobelter Parmesankäse

- 1 Esslöffel Everything Bagel Spice

Richtungen

a) In einer großen Pfanne 2 Esslöffel Olivenöl bei mittlerer Hitze erhitzen. Wenn das Öl schimmert, den Bagel dazugeben und unter gelegentlichem Wenden ca. 5 Minuten garen, bis er leicht geröstet ist. Die Pfanne vom Herd nehmen und beiseite stellen.

b) In einer mittelgroßen Schüssel die Cannellini-Bohnen, das Pesto, den restlichen 1 Esslöffel Olivenöl, den Essig, den Zitronensaft und je eine Prise flockiges Salz und rote Paprikaflocken vermischen. Fügen Sie Rucola, Parmesan und alles Bagelgewürz hinzu und mischen Sie alles.

c) Den Salat auf vier Schüsseln verteilen und mit den Bagelcroutons garnieren.

40. Tomaten-Nektarinen-Salat

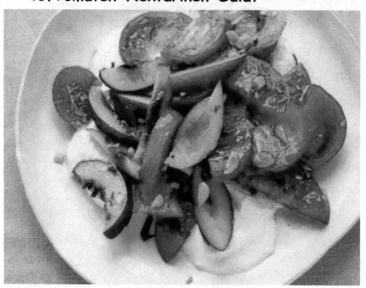

Zutaten

- $\frac{1}{4}$ Tasse natives Olivenöl extra

- 3 EL geschälte, geröstete Pistazien

- 2 Esslöffel Balsamico-Essig oder weißer Balsamico-Essig

- 2 Teelöffel Honig

- 12 frische Basilikumblätter, grob gehackt

- 2 Zweige frischer Thymian, gehackt

- 1 Knoblauchzehe, gerieben

- Zerkleinerte Paprikaflocken

- Koscheres Salz

- $2\frac{1}{2}$ Tassen Kirschtomaten, halbiert

- 2 Nektarinen, in Spalten geschnitten

- 2 Kugeln Burrata-Käse, grob zerrissen

- 2 Esslöffel gehackter frischer Schnittlauch zum Servieren

- Flockiges Meersalz zum Servieren

Richtungen

a) In einer Küchenmaschine Olivenöl, Pistazien, Essig, Honig, Basilikum, Thymian, Knoblauch, Paprikaflocken und eine Prise Salz vermischen und etwa 1 Minute fein mahlen.

b) Kombinieren Sie in einer mittelgroßen Schüssel die Tomaten und Nektarinen. Fügen Sie das Pistazienpüree hinzu und schwenken Sie es zum Überziehen. Bei Zimmertemperatur 10 bis 20 Minuten marinieren lassen oder über Nacht mit Frischhaltefolie abgedeckt im Kühlschrank marinieren.

c) Zum Servieren den Salat gleichmäßig auf sechs Schüsseln verteilen und jede mit etwas zerrissenem Burrata, Schnittlauch und einer Prise flockigem Salz garnieren.

41.Salat der Herbsternte

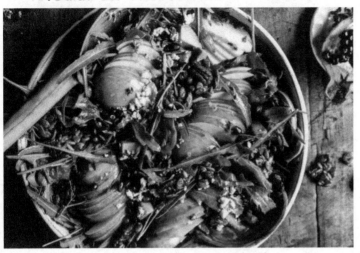

AUFSCHLÄGE: 6

Zutaten

Salat

- 1 Tasse rohe Pekannüsse

- 1 Esslöffel natives Olivenöl extra

- 3 Esslöffel reiner Ahornsirup

- ½ Teelöffel gemahlener Zimt

- Prise koscheres Salz

- 2 Bund toskanischer Grünkohl, entstielt und zerkleinert

- 3 knackige Honigäpfel oder Fuyu-Kakis, in dünne Scheiben geschnitten

- Samen von 1 Granatapfel

- 4 Scheiben dick geschnittener Speck, gehackt

- ½ Tasse zerbröckelter oder gewürfelter Blauschimmelkäse, Ziegenkäse oder Feta

Karamellisierte Schalotte und Cidre-Vinaigrette

- ⅓ Tasse natives Olivenöl extra

- 1 kleine Schalotte, in dünne Scheiben geschnitten

- 2 Esslöffel Apfelessig

- 1 Esslöffel Apfelbutter

- 1 Esslöffel frische Thymianblätter

- Zerkleinerte Paprikaflocken

- Koscheres Salz und frisch gemahlener Pfeffer

Richtungen

a) Ofen auf 350°F vorheizen. Ein Backblech mit Pergamentpapier auslegen.

b) Machen Sie den Salat. Auf dem vorbereiteten Backblech Pekannüsse, Olivenöl, Ahornsirup, Zimt und Salz vermischen. Ordnen Sie die Pekannüsse in einer einzigen Schicht an. Backen, bis die Pekannüsse geröstet sind, 10 bis 15 Minuten.

c) In der Zwischenzeit Grünkohl, Äpfel und Granatapfelkerne in einer großen Salatschüssel vermischen.

d) Den Speck in einer großen Pfanne bei mittlerer Hitze ca. 5 Minuten knusprig braten. Zum Abtropfen auf einen mit Küchenpapier ausgelegten Teller geben. Wische die Pfanne sauber.

e) Machen Sie die Vinaigrette. In derselben Pfanne bei mittlerer Hitze das Olivenöl erhitzen. Wenn das Öl schimmert, die Schalotten hinzugeben und 2 bis 3 Minuten kochen, bis sie duften. Die Pfanne vom Herd nehmen und die Schalotten etwas abkühlen lassen. Fügen Sie Essig, Apfelbutter, Thymian, Paprikaflocken, Salz und Pfeffer hinzu und rühren Sie um, um zu kombinieren und etwa 1 Minute lang zu erwärmen.

f) Gießen Sie die Vinaigrette über den Salat und vermischen Sie alles. Mit Speck, gerösteten Pekannüssen und Käse belegen und vorsichtig schwenken. Sofort servieren.

42.Ingwer-Thai-Steak und Paprikasalat

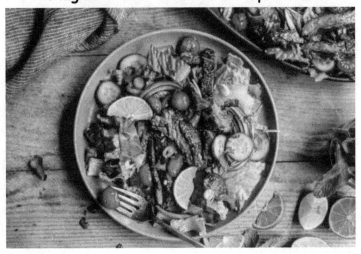

Zutaten

Ingwer-Soja-Vinaigrette

- 2 Esslöffel geröstetes Sesamöl

- 2 Esslöffel natriumarme Sojasauce

- 1 Esslöffel Fischsauce

- 3 Esslöffel Honig

- Saft von 2 Limetten

- 1 rote Fresno- oder Jalapeño-Pfeffer, entkernt und gehackt (optional)

- 1 (1-Zoll) Stück frischer Ingwer, geschält und gerieben

- Koscheres Salz

Thai-Steak-Salat

- $\frac{1}{2}$ Pfund Aufhänger oder Flankensteak

- Frisch gemahlener Pfeffer

- 1 Esslöffel ungesalzene Butter

- 3 rote Paprika, entkernt und in dünne Scheiben geschnitten

- 6 Tassen gemischtes Gemüse, wie z. B. zerkleinerter Kohl und Rucola

- 2 Nektarinen, in dünne Scheiben geschnitten

- 2 persische Gurken, in Scheiben geschnitten

- $\frac{1}{4}$ Tasse frisches thailändisches oder normales Basilikum, grob zerrissen

- 6 frische Minzblätter, grob zerrissen

- 1 Avocado, in Scheiben geschnitten, zum Servieren

- 2 EL geröstete Erdnüsse, gehackt, zum Servieren

Richtungen

a) Machen Sie die Vinaigrette. Kombinieren Sie Sesamöl, Sojasauce, Fischsauce, Honig, Limettensaft, Fresno-Pfeffer (falls verwendet), Ingwer und eine Prise Salz in einer kleinen Schüssel oder einem Glasgefäß. Verquirlen oder versiegeln und zum Kombinieren schütteln.

b) Machen Sie das Steak. In einer großen Schüssel oder einem Reißverschlussbeutel das Steak mit der Hälfte der Vinaigrette vermengen und mit Pfeffer würzen. Massieren Sie das Steak, bis es vollständig bedeckt ist, und lassen Sie es 10 Minuten lang oder bis über Nacht im Kühlschrank bei Raumtemperatur marinieren.

c) Erhitzen Sie eine große Pfanne mit schwerem Boden etwa 2 Minuten lang bei starker Hitze. Fügen Sie das Steak hinzu und braten Sie es 4 Minuten lang auf einer Seite an, wenden Sie es dann und braten Sie es auf der anderen Seite, bis es medium-rare ist, etwa 3 Minuten länger. Die Butter in die Pfanne geben und, sobald sie geschmolzen ist, über das

Steak geben und weitere 1 Minute kochen lassen. Nimm das Steak aus der Pfanne und lasse es etwa 10 Minuten auf einem Schneidebrett ruhen.

d) Die Paprikaschoten in die gleiche Pfanne geben und unter gelegentlichem Rühren 3 bis 4 Minuten lang anbraten, bis sie an den Rändern gerade verkohlt sind. Pfanne vom Herd nehmen.

e) Machen Sie den Salat. In einer großen Schüssel Gemüse, Nektarinen, Gurken, Basilikum, Minze, gekochte Paprika und die restliche Vinaigrette vermengen. Das Steak gegen die Faser in dünne Scheiben schneiden und zum Salat geben. Mit Avocado und Erdnüssen toppen und servieren.

43.Herzfreundliche vegetarische Pfannengerichte

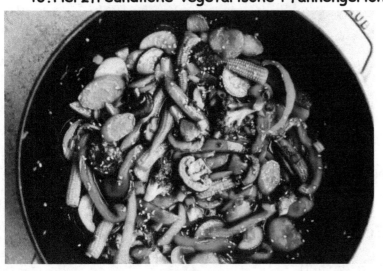

Ausbeute: 6 Portionen

Zutaten

- 1 Esslöffel Pflanzenöl
- 1 rote Paprika, in Julienne geschnitten
- 1 gelbe Paprika, in Julienne geschnitten
- 2 Frühlingszwiebeln, in Scheiben geschnitten, Weiß und Grün getrennt
- 1 kleine Zucchini, längs halbiert
- 1 Karotte, geraspelt
- 3 Tassen Pak Choi, in dünne Scheiben geschnitten
- 1/2 Tasse Kaiserschoten
- 1 1/2 Esslöffel natriumarme Sojasauce
- 1 Esslöffel Sesamöl
- 1 1/2 Tasse gekochter brauner Reis
- 1 Esslöffel Sesam

Richtungen:

a) In einer großen Bratpfanne das Öl bei mittlerer Hitze erhitzen.

b) 3-4 Minuten kochen, oder bis Paprika, Frühlingszwiebeln und Knoblauch weich sind.

c) Zucchini, Karotte und Pak Choi hinzugeben und weitere 3-4 Minuten köcheln lassen, oder bis der Pak Choi zusammengefallen und die Zucchini gebräunt ist.

d) Zuckererbsen dazugeben und weitere 1-2 Minuten köcheln lassen.

e) Sojasauce und Sesamöl hinzugeben und weitere 2-3 Minuten köcheln lassen.

f) Verteilen Sie die Gemüsemischung gleichmäßig über 1/4 Tasse gekochten braunen Reis. Mit Sesamsamen und gehacktem Frühlingszwiebeln bestreuen. Genießen!

44.Brokkoli anbraten

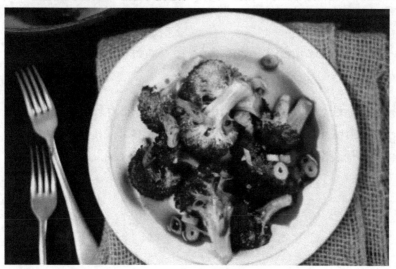

Ausbeute: 8 Portionen

Zutaten

- 1 mittelgroßer Brokkolikopf

- 2 Esslöffel Olivenöl

- 2 Knoblauchzehen, gehackt

- 1/4 Teelöffel zerkleinerte Paprikaflocken

- 1/4 Teelöffel Salz

- 1/4 Teelöffel schwarzer Pfeffer

- 1/2 Tasse natriumarme Gemüsebrühe

Richtungen:

a) Brokkolistiele in dünne Scheiben schneiden und Brokkoliröschen in mundgerechte Stücke schneiden.

b) In einer großen Pfanne das Olivenöl bei mittlerer Hitze erhitzen. 30 Sekunden lang garen, oder bis die Knoblauch- und Paprikaflocken (falls verwendet) aromatisch sind.

c) 3-4 Minuten mit Brokkoli, Salz und schwarzem Pfeffer garen.

d) Die Flüssigkeit mit der Gemüsebrühe oder Wasser zum Köcheln bringen.

e) Kochen Sie für 6-8 Minuten oder bis der Brokkoli weich ist, wenn Sie ihn mit einer Gabel einstechen. Restliche Flüssigkeit abgießen und servieren!

45.Knisternder Krautsalat

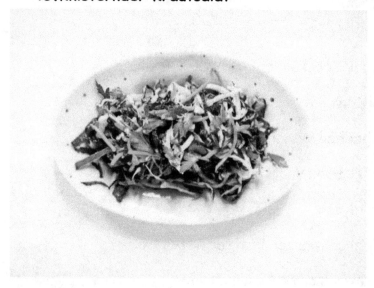

Ausbeute: 4 Portionen

Zutaten

- 1/2 kleiner Rotkohl, geraspelt

- 2 Karotten, geraspelt

- 1 Granny-Smith-Apfel, in Julienne geschnitten

- 2 Esslöffel fettfreier griechischer Naturjoghurt

- 2 Esslöffel Olivenöl

- 1 Esslöffel Apfelessig

- Saft von 1 Zitrone

- 1/4 Teelöffel Salz

- 1/4 Teelöffel schwarzer Pfeffer

Richtungen:

a) Joghurt, Olivenöl, Essig, Zitronensaft, Salz und Pfeffer in einer großen Rührschüssel mischen.

b) Wirf den zerkleinerten Kohl, die Karotten und die Äpfel hinein, um sie gleichmäßig zu bedecken.

c) Um die besten Ergebnisse zu erzielen, wickeln Sie den Krautsalat in Plastikfolie ein und kühlen Sie ihn mindestens 1 Stunde lang, damit sich die Aromen vermischen können.

46.Quinoa, Apfel und Rosinensalat

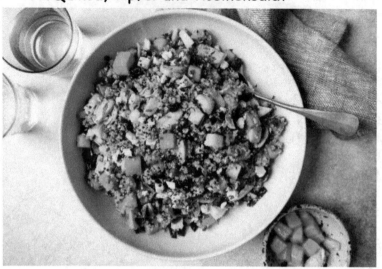

Ausbeute: 4 Portionen

Zutaten

- 1 Tasse Quinoa

- 1/4 Tasse gehobelte Mandeln

- 2 Esslöffel Apfelessig

- 2 Esslöffel Honig

- 1 Esslöffel Olivenöl

- 1/4 Teelöffel Salz

- 1/4 Teelöffel schwarzer Pfeffer

- 2 Tassen Grünkohl, fein gehackt

- 1 Granny-Smith-Apfel, gewürfelt

- 1/3 Tasse Rosinen

- 2 Esslöffel Petersilie, fein gehackt

Richtungen:

a) Befolgen Sie die Packungsanweisungen zum Kochen von Quinoa. Vor dem Servieren auf Zimmertemperatur abkühlen lassen.

b) In der Zwischenzeit die Mandeln in einer kleinen trockenen Bratpfanne bei mittlerer Hitze 3 Minuten rösten, oder bis sie duften. Vor dem Servieren abkühlen lassen.

c) Apfelessig, Honig, Olivenöl, Salz und Pfeffer in einer großen Rührschüssel mischen. Den gehackten Grünkohl 3-5 Minuten lang mit den Händen zugeben oder bis der Grünkohl weich geworden ist.

d) Geben Sie die abgekühlte Quinoa, den Apfel, die Rosinen und die Petersilie in die Apfelessig-Grünkohl-Mischung, um sie einzuarbeiten. Dienen

47.Farro-Salat mit Edelerbsen-Pesto

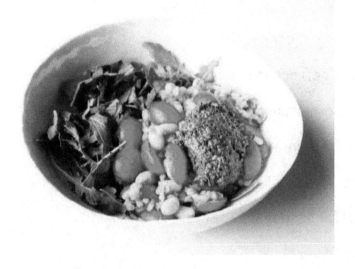

Ausbeute: 8 Portionen

Zutaten

- 1 Tasse Farro, trocken

- 1 1/2 Tasse gefrorene Erbsen, aufgetaut

- 1/4 Tasse Parmesankäse

- 2 Knoblauchzehen

- 2 Esslöffel Sonnenblumenkerne, Geschält

- 1/4 Teelöffel schwarzer Pfeffer

- 1/4 Tasse Olivenöl

- 1/2 Tasse natriumarme weiße Bohnen aus der Dose

- 1 Pint Kirsch- oder Traubentomaten

- 1 gelbe Paprika, gewürfelt

- Schale von 1/2 Zitrone

Richtungen:

a) Farro sollte nach Packungsempfehlung gekocht werden. Vor dem Servieren auf Zimmertemperatur abkühlen lassen.

b) Kombinieren Sie in einer Küchenmaschine oder einem Mixer aufgetaute Erbsen, Parmesan, Knoblauch, Sonnenblumenkerne und Pfeffer.

c) Pulsieren, bis die Erbsen fein gehackt und alle Zutaten gründlich vermischt sind. Während die Küchenmaschine arbeitet, das Olivenöl langsam hineintropfen lassen, bis die Soße glatt ist.

d) Gekühlten Farro, Pesto-Sauce, weiße Bohnen, Tomaten, Paprika und Zitronenschale in einer großen Rührschüssel mischen.

e) Alle Zutaten in einer Rührschüssel vermengen, dann servieren und genießen!

48. Quinoa-Salat mit Käse

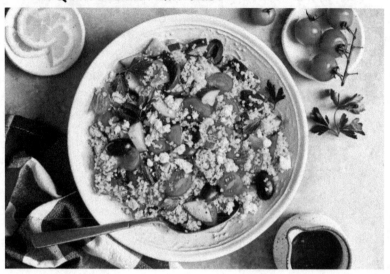

Ausbeute: 4 Portionen

Zutaten

- 1 Tasse Quinoa

- 1 Esslöffel Olivenöl

- 2 Knoblauchzehen, gehackt

- Saft von 1/2 Zitrone

- 1/8 Teelöffel Salz

- 1/8 Teelöffel schwarzer Pfeffer

- 1 Tasse Kirschtomaten, geviertelt

- 1 kleine gelbe Paprika, gewürfelt

- 1 kleine Gurke gewürfelt

- 1/2 Tasse fettreduzierter Feta-Käse, zerbröselt

- 1 Esslöffel gehackter frischer Dill

Richtungen:

a) Befolgen Sie die Packungsanweisungen zum Kochen von Quinoa. Vor dem Servieren auf Zimmertemperatur abkühlen lassen.

b) Olivenöl, Knoblauch, Zitronensaft, Salz und Pfeffer in einer großen Rührschüssel vermengen.

c) In einer Rührschüssel gekühlten Quinoa, Kirschtomaten, Paprika, Gurken, Feta-Käse und Dill mit dem Dressing mischen.

49. Rucola-Birnen-Salat

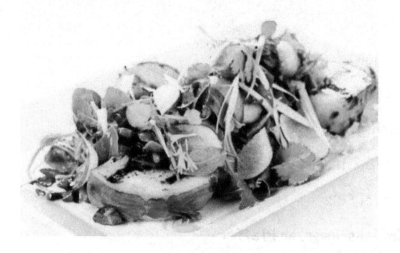

Portionen: 8

Zutaten

- ½ Tasse gehackte Walnüsse

- 2 feste rote Bartlett-Birnen

- 5 Tassen Kopfsalat

- 4 Tassen Rucola, getrimmt, gewaschen und getrocknet

- Dressing

Richtungen

a) In einer kleinen Schüssel Schalotte, Brühe, Öl, Essig, Senf, Salz und Pfeffer verquirlen.

b) Für den Salat die Walnüsse in einer kleinen trockenen Pfanne bei mittlerer Hitze 2 bis 3 Minuten rösten und dabei regelmäßig wenden. In eine flache Schüssel geben und zum Abkühlen beiseite stellen.

c) Birnen kurz vor dem Servieren in je 16 Scheiben schneiden. In ein großes Mischbecken geben. Mit 1 Esslöffel des Dressings überziehen.

d) Salat, Rucola und das restliche Dressing unterheben. Die Mischung auf 8 Teller verteilen.

e) Mit Walnüssen darüber servieren.

50. Bunter Gemüsesalat

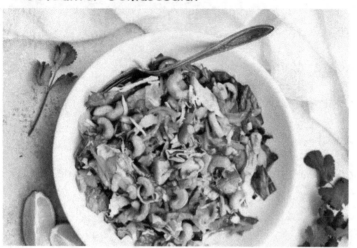

Portionen: 6

Zutaten

- 2 Tassen verpackter Grünkohl oder Spinat, gehackt

- $1\frac{1}{2}$ Tassen gefrorener Mais, aufgetaut

- 1 Tasse gehackte Tomaten

- 1 Tasse geschälte, gehackte Gurke

- $\frac{1}{2}$ Tasse geschälte, gefrorene Edamame, aufgetaut

- $\frac{1}{2}$ Tasse gehackte rote Zwiebel

- 1 Avocado, gewürfelt

- 2 Esslöffel Limettensaft

- 1 Esslöffel Olivenöl Pfeffer, nach Geschmack

Richtungen

a) Grünkohl, Mais, Tomaten, Gurke, Edamame, rote Zwiebel und Avocado in einem großen Rührbecken mischen.

b) Kombinieren Sie den Limettensaft und das Öl in einer kleinen Schüssel.

c) Mit Salz und Pfeffer abschmecken, nachdem die Grünkohlmischung durchgeschwenkt wurde.

51.Gazpacho-Salat

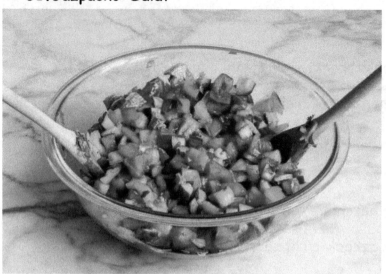

Portionen: 6

Zutaten

- 1 ½ Tassen Tomaten, grob gehackt

- 1 Tasse Gurke, geschält, entkernt und gewürfelt

- ¾ Tasse gehackte Zwiebel

- ½ Tasse gehackte rote Paprika

- ½ Tasse Maiskörner, gekocht und abgetropft

- 1 Esslöffel Limettensaft

- 1 Esslöffel Rotweinessig

- 2 Teelöffel Wasser

- 1 Teelöffel natives Olivenöl extra

- 1 Teelöffel gehackter frischer Knoblauch

- ¼ Teelöffel Salz

- ¼ Teelöffel schwarzer Pfeffer Prise gemahlener roter Pfeffer

- 1 mittelgroßer Römersalat, zerrissen

- 1 Tasse Jicama, geschält und gewürfelt

- ½ Tasse frischer Koriander

Richtungen

a) In einer großen Rührschüssel alles vermengen und das Dressing darüber gießen.

52.Mango, Avocado und Bohnensalat

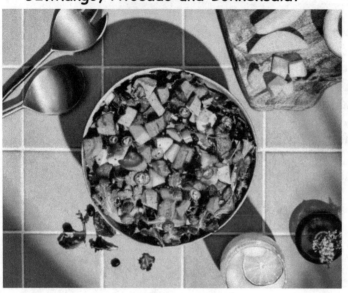

Portionen: 6

Zutaten

- 15 Unzen schwarze Bohnen aus der Dose ohne Salzzusatz, abgetropft, gespült

- 15,25 Unzen Vollkornmais in Dosen ohne Salzzusatz oder mit niedrigem Natriumgehalt

- 1 Tasse Avocado, gewürfelt

- 2 Mangos, in $\frac{1}{2}$-Zoll-Würfel geschnitten

- 2 Frühlingszwiebeln, in $\frac{1}{2}$-Zoll-Stücke geschnitten

- 1 rote oder grüne Paprika, entkernt, in $\frac{1}{2}$-Zoll-Stücke geschnitten

- 1 oder $\frac{1}{2}$ Jalapeño-Pfeffer, gewürfelt

- 3 Esslöffel frischer oder abgefüllter Limettensaft

- 1 Esslöffel Olivenöl

- 2 Esslöffel frischer Koriander, gehackt

- $\frac{1}{2}$ Teelöffel Chilipulver

- $\frac{1}{4}$ Teelöffel gemahlener schwarzer Pfeffer

- $\frac{1}{4}$ Teelöffel Salz

Richtungen

a) Waschen und trocknen Sie den Salat, bevor Sie ihn in 2-Zoll-Stücke schneiden oder reißen und auf 6 Schüsseln oder Teller verteilen.

b) Kombinieren Sie die schwarzen Bohnen, Mais, Mango, Avocado, Zwiebeln und Jalapeño-Pfeffer in einer großen Rührschüssel. Mischen Sie nicht, bis das Dressing hinzugefügt wird.

c) Mischen Sie in einem Glas mit sicherem Deckel Limettensaft, Olivenöl, Koriander, Chilipulver, schwarzen Pfeffer und Salz und schütteln Sie alles gut, um es zu vermischen. Über die Mango-Avocado-Kombination gießen.

d) Über Salat und gemischtem Gemüse servieren und vorsichtig schwenken.

FLEISCH-/FISCHSALAT

53.Salat aus sonnengetrockneten Tomaten und Avocado mit Hähnchen

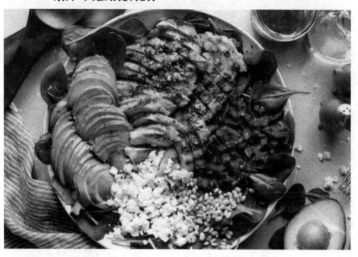

AUFSCHLÄGE: 6

Zutaten

- 6 Tassen frischer Spinat

- 2 Avocados, in Scheiben geschnitten

- 1 bis 2 Tassen zerkleinertes gekochtes Hähnchen

- $\frac{1}{2}$ Tasse sonnengetrocknete Tomaten, verpackt in Olivenöl, abgetropft und Öl reserviert

- 4 Unzen zerbröckelter Feta-Käse

- ⅓Tasse geröstete Pinienkerne

- 2 Esslöffel grob gehackter frischer Dill

- Speck-Vinaigrette

Richtungen

a) Machen Sie den Salat. In einer großen Schüssel Spinat, Avocados, Hühnchen, sonnengetrocknete Tomaten, Feta, Pinienkerne und Dill vermischen. Beiseite legen.

b) Die warme Vinaigrette über den Salat träufeln und schwenken. Sofort servieren.

54. Hühnersalat in Kopfsalatbechern

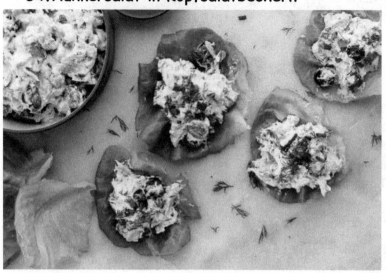

Ausbeute: 6 Portionen

Zutaten

- 2 knochenlose, hautlose Hähnchenbrust

- 1/4 Teelöffel, Salz, geteilt

- 1/4 Tasse Walnüsse

- 1/4 Tasse einfacher, fettfreier griechischer Joghurt

- 2 Esslöffel Olivenöl

- 2 Esslöffel Apfelessig

- Saft von 1 Zitrone

- 1/8 Teelöffel schwarzer Pfeffer

- 1 kleiner Apfel, gewürfelt

- 1 Tasse kernlose rote Trauben, gewürfelt

- 1/4 Tasse Rosinen

- 12 Blätter Boston- oder Bibb-Salat

Richtungen:

a) In einem großen Topf die Hähnchenbrust mit Wasser bedecken. Mit 1/8 Teelöffel Salz zum Kochen bringen. Nach 30 Minuten Kochen beiseite stellen. Nachdem das Huhn abgekühlt ist, zerkleinern Sie es mit zwei Gabeln.

b) In der Zwischenzeit die Walnüsse in einer kleinen trockenen Bratpfanne bei mittlerer Hitze 3 Minuten rösten, oder bis sie duften. Vor dem Servieren abkühlen lassen. Sobald die Walnüsse abgekühlt sind, grob hacken.

c) Mischen Sie in einer großen Rührschüssel Joghurt, Olivenöl, Essig, Zitronensaft, Pfeffer und den restlichen 1/8 Teelöffel Salz.

d) Das Dressing mit dem zerkleinerten Hähnchen, den gerösteten Walnüssen, dem Apfel, den Trauben, dem Sellerie und den Rosinen mischen.

e) Salatbecher zur Hälfte mit Hühnersalat füllen, dann servieren.

55.Leichter und gesunder Hühnersalat

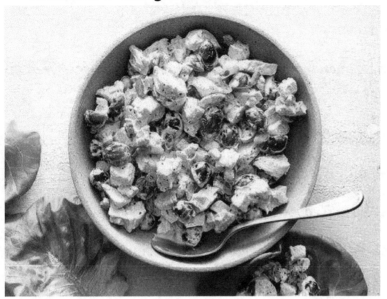

Zutaten

Hühnchensalat:

- 2 Tassen Hühnchen ohne Haut und ohne Knochen, gekocht und gewürfelt

- 1/4 Tasse Sellerie gewürfelt

- 1/4 Tasse grüne Trauben halbiert

- 1/4 Tasse rote Trauben halbieren

- 1/4 Tasse Mandeln in Scheiben geschnitten

Dressing:

- 2 TL scharfer brauner Senf

- 1/2 TL Pfeffer

- 1/2 TL Salz

- 1/4 TL Knoblauchpulver

- Optional: gewürfelte rote Zwiebel, gewürfelte Karotten, Rosinen usw.

Richtungen

a) In einer großen Schüssel Hühnchen, Sellerie, grüne und rote Weintrauben und Mandeln mischen. Beiseite legen.

b) In einer kleinen Schüssel oder einem Glas würzigen braunen Senf mit allen Gewürzen vermischen.

c) Gießen Sie das Dressing über die Hühnermischung und rühren Sie gut um.

d) Auf Salat mit optionalen Toppings servieren.

56.Salat mit Räucherlachs und Rucola

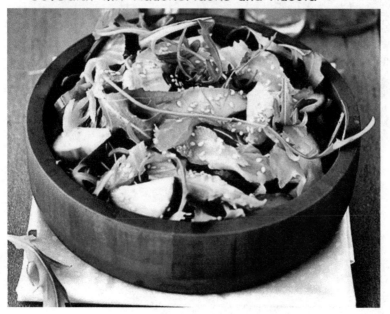

3 Menschen

Zutaten

- 60 g Rucola, gewaschen

- Eine Avocado

- 1/2 einer großen libanesischen Gurke, in Scheiben geschnitten

- 100 g (3 oz.) Räucherlachs, zerkleinert

- 1 Esslöffel. Sesam, geröstet

Dressing:

- 1 Limette

- 1/2 Tasse Kokosöl

- Nach Geschmack salzen

- Ein Tropfen Sesamöl

Richtungen

a) Eine Limette halbieren und den Saft in eine kleine Schüssel auspressen. Fügen Sie dann Kokosöl, Sesamöl, Salz nach Geschmack und 1/2 Esslöffel der gerösteten Sesamsamen hinzu. Gut verquirlen.

b) Rucolablätter, Gurken und Räucherlachs in eine Salatschüssel geben.

c) Avocadoscheiben in das Dressing tunken und in die Salatschüssel geben.

d) Zum Schluss die restlichen gerösteten Sesamkörner darüber streuen.

e) Mit dem Dressing separat servieren.

57.Lachs und Quinoa-Frühstück

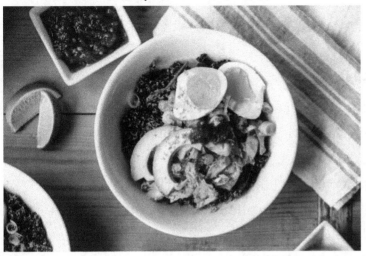

2 Portionen

Zutaten

- 2 große Eier, gekocht, geschält und in Scheiben geschnitten
- 1 Salatkopf Little Gem, Blätter getrennt
- $\frac{1}{2}$ persische Gurke, in Scheiben geschnitten
- 4 sehr dünne Scheiben rote Zwiebel
- 3 Unzen geräucherter Lachs, grob geflockt
- $\frac{1}{2}$ Tasse gekochte Quinoa oder anderes Getreide
- 2 Esslöffel Kokosöl
- 1 Esslöffel abgetropfte Kapern
- $\frac{1}{4}$ Teelöffel fein abgeriebene Zitronenschale
- 1 Esslöffel plus 2 Teelöffel frischer Zitronensaft
- Gehackter Dill
- 1 Avocado, in Scheiben geschnitten

Richtungen

a) Salat, Gurke, Zwiebel, Räucherlachs, Quinoa, Öl, Kapern, Zitronenschale und Zitronensaft in einer großen Schüssel mischen; mit Salz und Pfeffer würzen.

b) Mit Eierscheiben, Avocado und Dill toppen.

MIKROGRÜNER SALAT

58.Kürbis, Microgreens und Quinoa-Salat

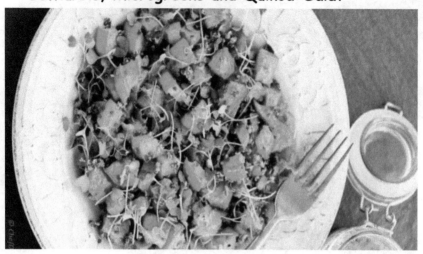

2 dient

Zutaten

Veganes Sesam-Knoblauch-Dressing;

- 1 Esslöffel Tahini-Paste

- 2 Esslöffel Olivenöl

- 2 Knoblauchzehen

- 2 Esslöffel Oregano

- 2 Esslöffel Koriander

- $\frac{1}{2}$ Jalapeño (optional)

- 3 Esslöffel Apfelessig

- Salz und Pfeffer nach Geschmack

Gerösteter Kürbissalat;

- 1 Eichelkürbis (in mundgerechte Stücke geschnitten)

- 1 Esslöffel Olivenöl

- 1 Esslöffel rote Chiliflocken

- Salz

- $\frac{1}{2}$ Tasse Microgreens

- $\frac{1}{4}$ Tasse Quinoa, gekocht

- Salz

Richtungen

a) Heizen Sie den Ofen auf 425 Grad F vor.

b) Olivenöl über den Kürbis träufeln und gut mischen, dann den Kürbis in einer einzigen Schicht auf einem Backblech anrichten und mit Salz und Chili würzen.

c) Röste den Kürbis 25 Minuten lang.

d) Um das Dressing zuzubereiten, alle Zutaten in einer Küchenmaschine mischen und glatt pürieren.

e) Übertragen Sie den Kürbis in eine Salatschüssel, sobald er weich ist. Die Hälfte des Dressings mit dem Quinoa mischen. Kurz vor dem Servieren die Microgreens unterheben und das restliche Dressing darüber träufeln.

59. Frühlings-Microgreens-Salat

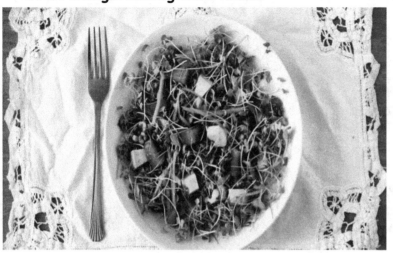

Für 1 bis 2 Portionen

Zutaten

Salat:

- 1 Tasse Microgreens deiner Wahl

- 1 Blutorange in kleine Stücke geschnitten

- 1/2 Avocadowürfel

- 1/2 Tasse in Julienne geschnittener Daikon-Rettich

- 1/4 Tasse Walnussstücke

Dressing:

- 1 Esslöffel. kaltgepresstes Olivenöl

- 1 Esslöffel. Zitronensaft

- 1 gehackte Knoblauchzehe

- Eine Prise Salz und Pfeffer

Richtungen

a) Alle Salatzutaten in einer großen Rührschüssel vermengen.
b) In einem geschlossenen Behälter die Zutaten für das Dressing mischen und gut schütteln.
c) Anrichten und servieren!

60. Regenbogensalat

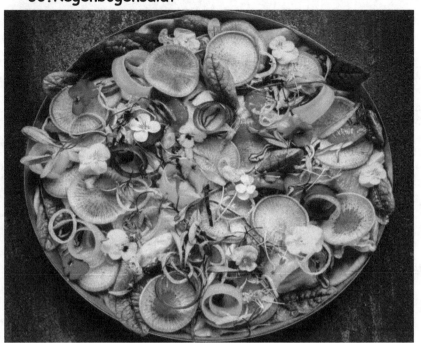

Zutaten

- 1 (5 oz.) Päckchen Kopfsalat

- 1 (5 oz.) Päckchen Rucola

- 1 (5 oz.) Packung Microgreens

- 1 dünn geschnittener Wassermelonen-Rettich

- 1 dünn geschnittener lila Rettich

- 1 dünn geschnittener grüner Rettich

- 3 Regenbogenkarotten, in Streifen geschabt

- 1/2 Tasse dünn geschnittene Erbsen

- 1/4 Tasse Rotkohl, zerkleinert

- 2 Schalotten, in Ringe geschnitten

- 2 Blutorangen, segmentiert

- 1/2 Tasse Blutorangensaft

- 1/2 Tasse natives Olivenöl extra

- 1 Esslöffel Rotweinessig

- 1 Esslöffel getrockneter Oregano

- 1 Esslöffel Honig

- Salz und Pfeffer nach Geschmack

- zum Garnieren von essbaren Blüten

Richtungen

a) Olivenöl, Rotweinessig und Oregano in einem Behälter mischen. Die Schalotten zugeben und mindestens 2 Stunden auf der Theke marinieren lassen.

b) Die Schalotten beiseite stellen.

c) In einem Glas Orangensaft, Olivenöl, Honig und eine Prise Salz und Pfeffer verquirlen, bis eine dicke und glatte Masse entsteht. Mit Salz und Pfeffer abschmecken.

d) Mischen Sie die Microgreens, den Salat und den Rucola mit etwa 1/4 Tasse der Vinaigrette in einer sehr großen Rührschüssel.

e) Die Hälfte der Radieschen, Karotten, Erbsen, Schalotten und Orangenfilets mischen.

f) Setzen Sie alles in einem bunten Muster zusammen.

g) Fügen Sie zum Schluss zusätzliche Vinaigrette und essbare Blüten hinzu.

61.Bittersüßer Salat

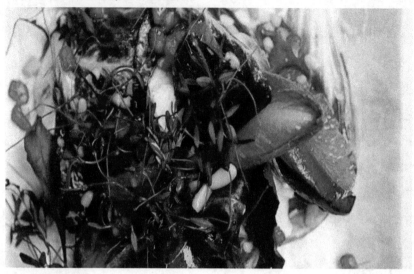

Portionen: 1-2 Portionen

Zutaten:

Dressing:

- 1/2 Tasse Blutorangensaft

- 1/4 Tasse Ahornsirup

- 2 EL Zitronensaft

Salat:

- 1 kleiner Radicchio, in mundgerechte Stücke gerissen

- 1/2 Tasse dünn geschnittener lila Kohl

- 1/4 kleine rote Zwiebel, fein gehackt

- 3 Radieschen, in dünne Streifen geschnitten

- 1/2 Tasse frisch geschnittener Kohl Microgreens

- 1 EL Olivenöl

- Salz und Pfeffer nach Geschmack

- 1 Blutorange, geschält und weiße Haut entfernt; segmentiert

- 1/3 Tasse Ricotta-Käse

- 1/4 Tasse Granatapfelkerne

- 1/4 Tasse Pinienkerne, geröstet

Richtungen:

a) Für das Dressing: Alle Zutaten in einem kleinen Topf vermengen und leicht köcheln lassen.

b) 20-25 Minuten reduzieren lassen oder bis ein dicker Sirup von etwa 4 T entsteht. Vor dem Servieren abkühlen lassen.

c) Für den Salat: Kombinieren Sie in einer Rührschüssel Radicchio, Kohl, Zwiebel, Rettich und Microgreens.

d) Mit Olivenöl, Salz und Pfeffer vorsichtig vermengen. Mit kleinen Löffeln Ricotta-Käse auf einer Servierplatte anrichten.

e) Den Blutorangensirup darüber träufeln und die Pinienkerne und Granatapfelkerne darüber streuen.

62. Wildreis und mikrogrüner Salat

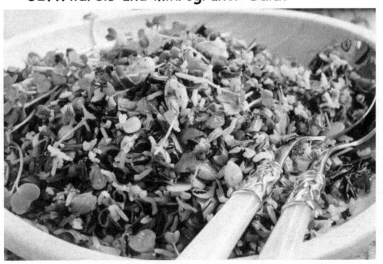

Zutaten

- 1/2 Tasse Wildreis, gekocht

- 1/2 Tasse brauner Langkornreis

- 1/2 gehackte Frühlingszwiebel

- 1/2 gehackte glatte Petersilie

- 1/2 gehackter Koriander

- 1/4 gehackte Mind-Blätter

- 1/2 gehackter Dill

- 1 kleine rote Zwiebel

- 2 Esslöffel Olivenöl

- 1/4 Tasse blanchierte Mandeln

- 1/4 Tasse goldene Rosinen, über Nacht eingeweicht

- Meersalz, Pfeffer nach Geschmack

Richtungen

a) Zwiebel in Olivenöl goldbraun dünsten. Schaufeln Sie es in die Reis-Rührschüssel.

b) Mandeln und Rosinen in derselben Pfanne rösten und mit den restlichen Zutaten in der Reisschüssel vermengen.

c) Alle Kräuter und den Reis hinzugeben und mit Meersalz, Pfeffer und einem Spritzer Zitrone würzen.

63.Microgreens und Zuckererbsensalat

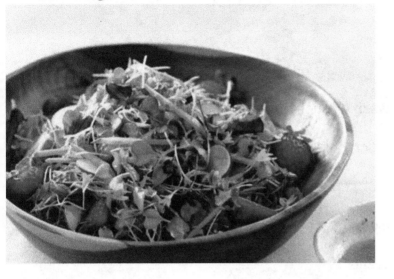

AUFSCHLÄGE 4

Zutaten

Vinaigrette

- 1 1/2 Tassen gewürfelte Erdbeeren

- 2 EL. Weißer Balsamico-Essig

- 1 Teelöffel. reiner Ahornsirup

- 2 TL. Limettensaft

- 3 EL. Olivenöl

Salat

- 6 Unzen. Microgreens und/oder Blattsalate

- 12 Kaiserschoten, in dünne Scheiben geschnitten

- 2 Radieschen, in dünne Scheiben geschnitten

- Halbierte Erdbeeren, essbare Blüten und frische Kräuterzweige zum Garnieren

Richtungen

a) Für die Vinaigrette Erdbeeren, Essig und Ahornsirup in einer Rührschüssel verquirlen. Die Flüssigkeit abseihen und den Limettensaft und das Öl hinzufügen.

b) Mit Salz und Pfeffer würzen.

c) Für den Salat Microgreens, Kaiserschoten, Radieschen,
    gespeicherte Erdbeeren und 1/4 Tasse Vinaigrette in einer
    großen Rührschüssel mischen.
d) Fügen Sie halbierte Erdbeeren, essbare Blüten und frische
    Kräuterzweige als Garnitur hinzu.

64. Salat aus Sonnenblumensprossen

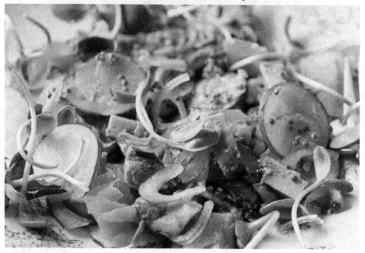

Zutaten:

Salat

- 1 ½ C Sonnenblumensprossen

- 1 C Rucola

- 2 Karotten, geraspelt oder gehackt

- 3 Radieschen in dünne Scheiben geschnitten

- 1 kleine bis mittelgroße Gurke, in Scheiben geschnitten

Dressing

- 2 EL frischer Zitronensaft

- ½ - 1 TL Agave

- ½ TL Dijon-Senf

- ¼ TL koscheres Salz

- ¼ C Olivenöl

Richtungen:

a) Kombinieren Sie alle Gemüse.

b) Alle Zutaten für das Dressing miteinander verquirlen.

c) Wirf alles zusammen!

65. Cashew-Sahne-Bohnen-Schüssel

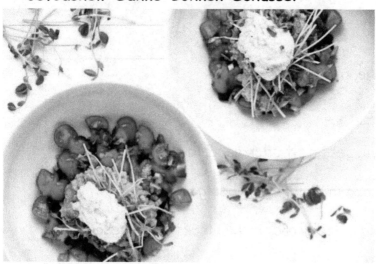

Portionen: 2

Zutaten

- ½ Tasse rohe Cashewnüsse, über Nacht eingeweicht
- 2 Esslöffel Hanfsamen
- 1 Esslöffel Nährhefe
- ¼ Tasse reine Mandelmilch
- 2 Limetten
- 1 Tasse Traubentomaten, geviertelt
- ¼ kleine rote Zwiebel, fein gewürfelt
- 2 Esslöffel frischer Koriander, gehackt
- 1 Avocado
- 1 Dose schwarze Bohnen, abgetropft und abgespült
- ½ Teelöffel Chilipulver
- ½ Teelöffel Kreuzkümmel
- ½ Teelöffel geräucherter Paprika
- ½ Teelöffel Cayennepfeffer
- ½ Tasse Erbsensprossen oder Mikrogemüse
- Salz und Pfeffer

Richtungen

a) In einer Küchenmaschine Cashewnüsse, Hanfsamen, Nährhefe, Mandelmilch, 1 Limettensaft und Salz/Pfeffer (nach Geschmack) mischen. 3-4 Minuten auf hoher Stufe verarbeiten oder bis sich eine Creme bildet.

b) In einer Rührschüssel die geviertelten Kirschtomaten, die gewürfelte rote Zwiebel und den gehackten Koriander mischen. Mit Salz und Pfeffer würzen.

c) Das Avocadofleisch in eine kleine Schüssel geben. Den Saft der zweiten Limette mit einer Gabel zerdrücken. Mit einer Prise Cayennepfeffer und einer Prise Salz würzen.

d) Schwarze Bohnen, Chilipulver, Kreuzkümmel und Paprika in einer kleinen Soßenpfanne bei mittlerer bis niedriger Hitze 4-5 Minuten erhitzen.

e) Die schwarzen Bohnen in zwei mittelgroße Servierschalen schichten, dann mit Guacamole, Erbsensprossen und Cashewcreme garnieren.

66.Mango, Brokkoli und Erdbeersalat

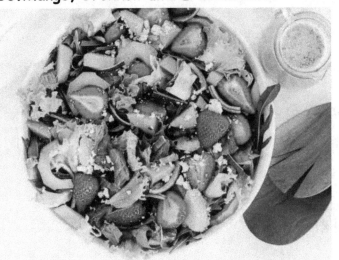

Zutaten

- 1 frische Mango, in Viertel geschnitten

- 4 Erdbeeren, halbiert

- Tasse frischer Brokkoli-Microgreens

- 3 grüne Oliven

Dressing

- 1 Esslöffel Kirschwein

- 1 TL Zitronensalz

- Prise Selleriesalz

Richtungen

a) Legen Sie die Brokkoli-Microgreens, die Erdbeere, die Mango und die Oliven auf eine Servierplatte.

b) Die Zutaten für das Dressing in einem kleinen Behälter mischen und über den Salat gießen.

c) Kombinieren und sofort servieren.

67. Radieschen-Sprossen-Salat

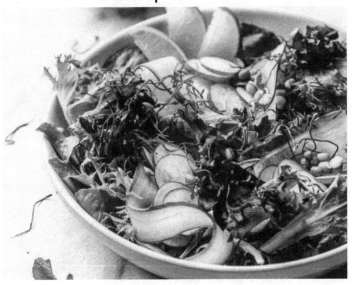

2 dient

Zutaten

- 4 Radieschen, in dünne Scheiben geschnitten

- 2 kleine Karotten, geschält und in dünne Scheiben geschnitten

- 1 Tasse geschälte Edamame-Bohnen

- 3 Tassen Spross, gewaschen und getrocknet (Rettich, Luzerne, Sonnenblume oder andere Sorten)

- 1 Esslöffel frische Korianderblätter

- 1 Esslöffel frische Petersilienblätter (optional)

Dressing

- 1 1/2 TL Kreuzkümmel, geröstet und gemahlen

- 1 kleine Knoblauchzehe, gepresst

- 1 Esslöffel Apfelessig

- 2 Esslöffel natives Olivenöl extra

- Salz und frisch gemahlener Pfeffer

Richtungen

a) In einer großen Rührschüssel Gemüse, Edamame, Sprossen und Kräuter mischen.

b) Die Kreuzkümmelsamen in einer erhitzten Pfanne 1-2 Minuten rösten oder bis sie duften, dann in einem Mörser und Stößel oder einer Gewürzmühle fein mahlen.

c) Kombinieren Sie Knoblauch, Essig und Öl in einer kleinen Schüssel. Mit Salz und Pfeffer abschmecken.

d) Das Dressing über den Salat träufeln und servieren.

68.Linse mit Bockshornklee Microgreens

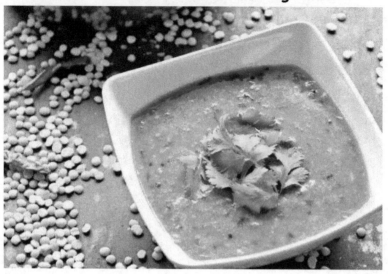

Zutaten

- 1 Tasse für Linsen, 2 Stunden eingeweicht

- 1 Zoll oder 30 g Ingwer (in Julienne geschnitten)

- 2 gehackte Knoblauchzehen

- 2 getrocknete Chilis

- 1 Zweig Curryblätter (Stiel entfernen)

- 1/4 TL Kurkumapulver

- 2 Tassen Wasser (500 ml)

- Nach Geschmack salzen

- 15-20 g Bockshornklee-Microgreens

Zum Anlassen

- 2 Esslöffel Butter oder Ghee

- 1 TL Senfkörner

- 1 TL Kreuzkümmel

- 1 Zwiebel, in Scheiben geschnitten

- 4 grüne Chilis

- 3 Tomaten

Richtungen

a) Linsen mit Ingwer, Knoblauch, getrockneten Chilis, Curryblättern, gemahlener Kurkuma und Wasser in einem Topf mischen. Mit Salz würzen, Hitze reduzieren und 20 Minuten kochen lassen oder bis die Linsen matschig sind. Pfanne vom Herd nehmen.

b) Linsen mehrmals mit einem Stabmixer pulsieren, bis die gewünschte Konsistenz erreicht ist.

c) Butter in einer Pfanne erhitzen. Senfkörner unterheben. Warten Sie, bis die Senfkörner knistern, bevor Sie die Zwiebel- und Kreuzkümmelsamen hinzufügen.

d) Braten Sie die Zwiebel an, bis sie leicht gebräunt ist. Kochen Sie für weitere 2-3 Minuten, nachdem Sie die grünen Chilis und Tomaten hinzugefügt haben.

e) Das Frittierte zu den gekochten Linsen in den Topf geben.

f) Den Topf wieder auf den Herd stellen und weitere 15 Minuten köcheln lassen. Schalten Sie die Heizung aus.

g) Kurz vor dem Servieren Bockshornklee-Microgreens darüber streuen.

69.Gemischter Microgreens-Salat

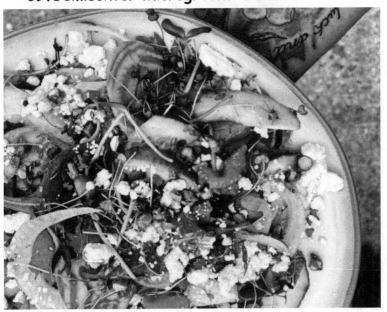

Zutaten

- 1 Tasse gemischte Microgreens

- Halbe Avocado, geschält und gewürfelt

- 1 Esslöffel geriebene Karotte

- 1 Esslöffel geröstete Pinienkerne oder Mandeln

- 1/2 geschälte Mandarine oder normale Orange

Vinaigrette

- 1 Esslöffel natives Olivenöl extra

- 1 EL frischer Orangensaft

- 1 TL Limettensaft

- Halber TL Senf

- Salz und Pfeffer nach Geschmack

Richtungen

a) Die Microgreens mit den restlichen Salatzutaten in einer Schüssel mischen.

b) Alle Zutaten für die Vinaigrette in einer großen Rührschüssel vermengen und über den Salat gießen.

c) Mischen Sie alles vorsichtig mit Ihren Händen.

d) Geröstete Pinienkerne oder Mandeln darüber streuen.

70. Wassermelone mit Microgreens-Salat

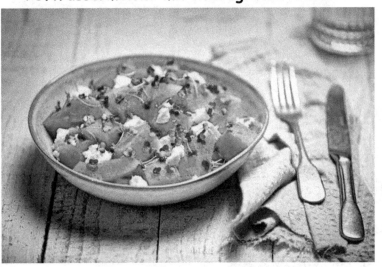

2 dient

Zutaten

- Handvoll Microgreens

- 1 rechteckige Scheibe Wassermelone

- 2 Esslöffel gehackte Mandeln

- 20 g Feta-Käse, zerbröselt

- 1 1/2 Esslöffel natives Olivenöl extra

- 1 Esslöffel Balsamico-Essig

- Nach Geschmack salzen

Richtungen

a) Legen Sie Ihre Wassermelone auf einen Teller.

b) Feta-Käse und Mandeln auf der Wassermelone verteilen.

c) Träufeln Sie das native Olivenöl extra und den Balsamico-Essig darüber.

d) Die Microgreens darüber geben.

71.Mikrogrüner Frühlingssalat

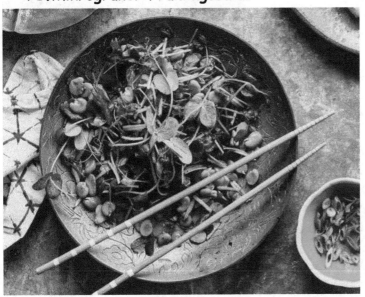

Serviert 4.

Zutaten

- 2 Esslöffel Salz

- 1 Handvoll Microgreens aus Erbsensprossen

- 1/2 Tasse Ackerbohnen, blanchiert

- 4 Karotten, klein gewürfelt, blanchiert

- 1 Handvoll Pak Choi Microgreens

- 1 Handvoll Wasabi-Senf-Microgreens

- 1 Prise Amaranth-Microgreens

- 4 Radieschen, in dünne Scheiben geschnitten

- 1 Tasse Erbsen, blanchiert

- Salz und Pfeffer nach Geschmack

Karotten-Ingwer-Dressing

- 1-Zoll-Ingwer, geschält und in Münzen geschnitten

- 1/4 Tasse Reisweinessig

- 1/2 Tasse Wasser

- 1 Esslöffel Sojasauce

- 1 Esslöffel Mayonnaise

- Koscheres Salz und schwarzer Pfeffer nach Geschmack

Richtungen

a) Kombinieren Sie in einer Rührschüssel die Microgreens, Radieschen, Karotten, Erbsen und Ackerbohnen. Leicht mit Salz und Pfeffer würzen.

b) Geben Sie den Ingwer, 1/2 Tasse reservierte Karotten, Reisweinessig und Wasser in einen Mixer und mixen Sie alles glatt.

c) Sojasauce und Mayonnaise einrühren, nachdem sie aus dem Mixer genommen und in eine Schüssel gegeben wurden. Bei Bedarf mit Salz und Pfeffer abschmecken.

d) Den Salat vor dem Servieren mit gerade genug Dressing mischen, um das Gemüse und Gemüse leicht zu bedecken.

72.Microgreens und Rettichsalat

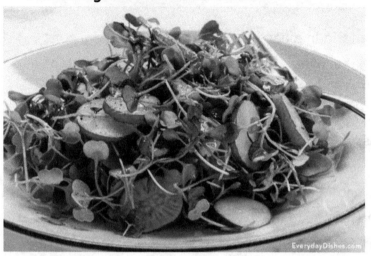

Zutaten

- 1 Packung Microgreens
- 6 Radieschen, halbiert oder in Scheiben geschnitten
- 2 Esslöffel Limettensaft
- 1/8 TL trockenes Senfpulver
- 1/4 TL Salz
- 4 Esslöffel Olivenöl
- grobes Meersalz nach Geschmack
- gemahlener Pfeffer, nach Geschmack

Richtungen

a) Microgreens und Radieschen zusammen in eine Servierschüssel geben und bis zum Servieren kalt stellen.

b) Die restlichen Zutaten in eine Rührschüssel geben, abdecken und bis zum Servieren kalt stellen.

c) Den Salat kurz vor dem Servieren leicht mit dem Dressing schwenken und mit Meersalz und frisch gemahlenem Pfeffer würzen.

73. Beeren-Rucola-Salat

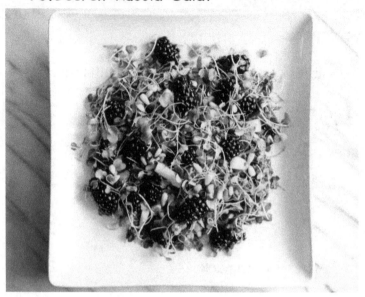

Zutaten

- 3 1/2 Tassen Mikro-Rucola

- 1 Tasse Brombeeren

- 2 Esslöffel Pinienkerne

- 1 Ähre roter Mais, Kolben abschneiden

- 1/2 Bund weißer Spargel

- 2 Esslöffel natives Olivenöl extra

- 1 Esslöffel Rotweinessig

- 1 Knoblauchzehe, gepresst

- 2 Esslöffel gehackte Kapernbeeren

- 1 1/2 Esslöffel Minze, fein gehackt

- Meersalz

- schwarzer Pfeffer

Richtungen

a) Olivenöl, Rotweinessig, Minze, Knoblauch, gehackte Kapernbeeren und eine Prise Salz in einer kleinen Rührschüssel vermengen.

b) Spargel leicht mit Olivenöl bestreichen und bei mittlerer Hitze in einer Grillpfanne anbraten.

c) Nach Geschmack etwas Salz und Pfeffer hinzugeben. Schneiden Sie jedes Stück in Stücke von einem halben Zoll.

d) Mischen Sie in einer großen Rührschüssel Microgreens, Mais, Spargel, Brombeeren und Pinienkerne, um den Salat zuzubereiten.
e) Salatdressing unterziehen.
f) Gleich servieren!

74.Erdbeermikrogrüner Salat

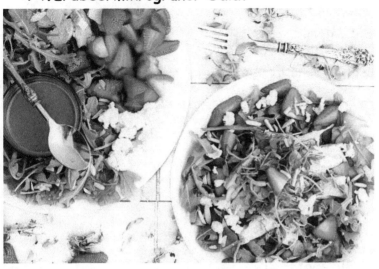

Zutaten

- 3 Tassen Bio-Microgreens

- 1 Tasse geschnittene Erdbeere

Erdbeer-Dressing

- 6 Erdbeeren,

- 1 Esslöffel Balsamico-Essig

- 1 Teelöffel roher Honig

- 2 Esslöffel Olivenöl

- Prise Salz und Pfeffer

- $\frac{1}{4}$ Tasse gehackte kandierte Walnüsse

Richtungen

a) Kombinieren Sie die Microgreens, Erdbeeren und das Dressing in einer großen Rührschüssel.

b) Walnüsse darüber streuen.

75.Mikrogrüner Quinoa-Salat

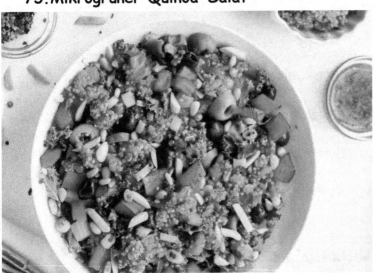

Zutaten

Für den Salat:

- 1 Tasse gekochte Quinoa

- 1 Tasse Urtomaten halbiert

- 1/2 Tasse entkernte Kalamata-Oliven

- 2 1/2 Esslöffel Frühlingszwiebeln in dünne Scheiben geschnitten

- 1 Unze gekochte schwarze Bohnen

- 1/2 Avocado in kleine Quadrate geschnitten

- 2 Tassen Mikrogemüse

Für das Dressing:

- 2 große Knoblauchzehen

- 1/4 Tasse Rotweinessig

- 1/4 Tasse frische Basilikumblätter

- 1 TL koscheres Salz

- 1 TL schwarzer Pfeffer

- 1/2 Tasse Olivenöl

Richtungen

a) Kombinieren Sie in einer Küchenmaschine Rotweinessig, Knoblauch, Basilikum, Salz und Pfeffer.

b) Bei hoher Geschwindigkeit pulsieren, während das Öl langsam hinzugefügt wird, bis es emulgiert ist.

c) Die Salatzutaten mit zwei Esslöffeln Dressing mischen. Falls gewünscht, zusätzliches Dressing hinzufügen.

d) Sofort servieren oder bis zur Verwendung im Kühlschrank aufbewahren.

76. Regenbogen-Rüben-Pistazien-Salat

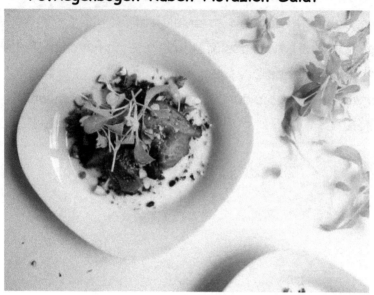

Zutaten

- 2 kleine Bund Regenbogenrüben, getrimmt
- Rapsöl für Rüben

Basilikum-Zitronen-Olivenöl:

- 2 Tassen locker gepacktes Basilikum
- knapp 1/4 Tasse Olivenöl
- 1/2 Zitronensaft
- Prise koscheres Salz
- 1 Esslöffel gehackte Pistazien
- 1 Tasse Micro Greens
- Zitrus-Kräutersalz – optional

Richtungen

a) Die Rüben mit 1–2 Esslöffel Rapsöl schwenken, bis sie sanft überzogen sind.

b) Rüben auf ein umrandetes Backblech legen, mit Folie abdecken und 30-45 Minuten auf dem Grill rösten, oder bis sie weich und gebräunt sind.

c) Entfernen Sie die Schalen von den Rüben und entsorgen Sie sie.

d) Für das Basilikum-Olivenöl alle Zutaten in einem Mixer glatt pürieren.

e) Träufeln Sie eine kleine Menge Basilikum-Olivenöl auf den Boden von zwei kleinen Tellern.

f) Auf jeden Teller eine kleine Menge Micro Greens, die
   Hälfte der Rüben, Zitrus-Kräutersalz und Pistazien streuen.

g) Legen Sie die restlichen Micro Greens auf jeden Teller.

77.Gemüse und Farro

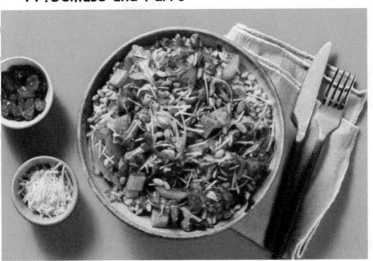

Ausbeute: 8 Portionen

Zutaten

- 2 Karotten, geschält und in Scheiben geschnitten

- 2 Pastinaken, geschält und in Scheiben geschnitten

- 8 Unzen Rosenkohl, getrimmt

- 1/4 Tasse Olivenöl, geteilt

- 1/4 Teelöffel Salz, geteilt

- 1/4 Teelöffel schwarzer Pfeffer, geteilt

- 1 Tasse Farro, trocken

- 1 Esslöffel Apfelessig

- 2 Teelöffel Dijon-Senf

- 1/4 Tasse Pekannüsse, grob gehackt

- 1/4 Tasse Rosinen

Richtungen:

a) Den Ofen auf 400 Grad Fahrenheit vorheizen.

b) Karotten, Pastinaken und Rosenkohl mit 2 Esslöffeln Olivenöl, 1/8 Teelöffel Salz und 1/8 Teelöffel Pfeffer auf einer geölten Backform schwenken.

c) 20-25 Minuten braten, bis sie durchgegart und an den Rändern knusprig sind, nach der Hälfte der Zeit wenden.

d) Farro sollte nach Packungsempfehlung gekocht werden.

e) Kombinieren Sie die restlichen 2 Esslöffel Olivenöl, den restlichen 1/8 Teelöffel Salz, den restlichen 1/8 Teelöffel Pfeffer, den Apfelessig und den Dijon-Senf in einer kleinen Schüssel.

f) Die Pekannüsse in einer trockenen Bratpfanne bei mittlerer Hitze ca. 2-3 Minuten rösten, bis sie aromatisch sind.

g) Kombinieren Sie geröstetes Gemüse, gekochten Farro, Dressing, geröstete Walnüsse und Rosinen in einer großen Rührschüssel.

78. Quinoa-Rucola-Salat

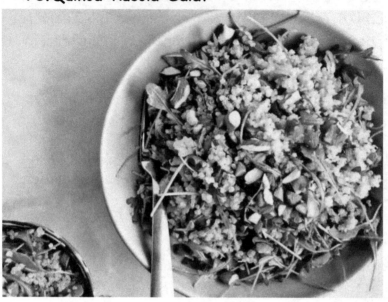

Ausbeute: 6 Portionen

Zutaten

- 1 Tasse Quinoa

- 3 Esslöffel Zitronensaft

- 3 Esslöffel Olivenöl

- 1/4 Teelöffel Pfeffer

- 1/8 Teelöffel Salz

- 2 Tassen Wassermelone, in kleine Würfel geschnitten

- 2 Tassen Baby-Rucola

- 1 Tasse Kirschtomaten, halbiert

- 1/4 Tasse frische Minze, grob gehackt

- 2 Esslöffel Walnüsse, grob gehackt

Richtungen:

a) Befolgen Sie die Packungsanweisungen zum Kochen von Quinoa. Vor dem Servieren auf Zimmertemperatur abkühlen lassen.

b) In einer kleinen Schüssel Zitronensaft, Olivenöl, Pfeffer und Salz verrühren und beiseite stellen.

c) Gekühlten Quinoa, Wassermelone, Rucola, Kirschtomaten, Minze, Walnüsse und Dressing in einer großen Rührschüssel mischen.

d) Alles zusammen anrichten, servieren und genießen!

79.Gemischter grüner Salat mit Rüben

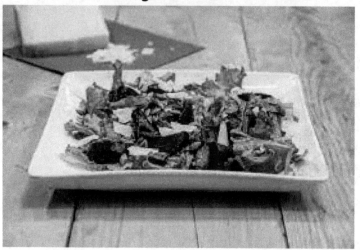

Ausbeute: 4 Portionen

Zutaten

- 2 mittelgroße Rüben, Spitzen getrimmt

- 2 Esslöffel mit Kalzium angereicherter Orangensaft

- 1 1/2 Teelöffel Honig

- 1/8 Teelöffel Salz

- 1/8 Teelöffel schwarzer Pfeffer

- 1/4 Tasse Olivenöl

- 2 Esslöffel rohe, geschälte Sonnenblumenkerne

- 1 Orange, in Segmente geschnitten

- 3 Tassen verpackter gemischter Blattsalat

- 1/4 Tasse fettreduzierter Feta-Käse, zerbröselt

Richtungen:

a) In einem mittelgroßen Topf die Rüben mit Wasser bedecken. Zum Kochen bringen, dann auf niedrige Hitze herunterschalten.

b) Zugedeckt 20-30 Minuten garen, oder bis die Gabel weich ist. Rüben sollten abgetropft werden.

c) Wenn die Rüben kühl genug zum Anfassen sind, schälen Sie sie unter fließendem Wasser und schneiden Sie sie in Spalten.

d) In der Zwischenzeit Orangensaft, Honig, Knoblauch, Salz und Pfeffer in einem Glas verrühren.

e) Das Olivenöl einrühren, bis das Dressing glatt ist. Aus der Gleichung entfernen.

f) In einer kleinen Bratpfanne die Butter bei mittlerer Hitze schmelzen.

g) Sonnenblumenkerne in einer trockenen Bratpfanne 2-3 Minuten rösten, oder bis sie duften.

h) Rüben, Sonnenblumenkerne, Orangenfilets, gemischtes Blattgemüse und Feta-Käse in einer großen Servierschüssel mischen.

i) Mit einem Spritzer Dressing servieren.

80.Rosenkohlsalat

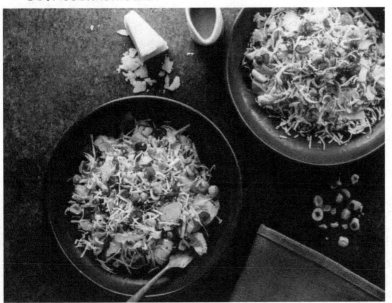

Ausbeute: 6 Portionen

Zutaten

- 1 Tasse trockener Bulgur
- 8 Unzen Rosenkohl
- 1 Granatapfel
- 1 Birne, gewürfelt
- 1/4 Tasse Walnüsse, grob gehackt
- 1 mittelgroße Schalotte, gehackt
- 2 Esslöffel Olivenöl
- 2 Esslöffel Balsamico-Essig
- 1/8 Teelöffel Salz
- 1/8 Teelöffel Pfeffer
- Roher Rosenkohlsalat

Richtungen:

a) Kombinieren Sie 2 Tassen kaltes Wasser und trockenen Bulgur in einer kleinen Soßenpfanne. Zum Kochen bringen, dann auf eine niedrige Hitzestufe reduzieren und gelegentlich umrühren.

b) 12-15 Minuten köcheln lassen oder bis der Bulgur weich ist. Überschüssige Flüssigkeit sollte abgegossen und zum Abkühlen beiseite gestellt werden.

c) Schneiden Sie die Stängel ab und entfernen Sie alle zähen oder vertrockneten Blätter des Rosenkohls.

d) Rosenkohl von oben nach unten halbieren, Strunk entfernen. Legen Sie den Rosenkohl mit der Schnittseite nach unten und beginnen Sie, ihn von oben nach unten in dünne Scheiben zu schneiden, um ihn zu zerkleinern.

e) In einer großen Rührschüssel den Rosenkohl vorsichtig schwenken, bis die Schichten auseinanderbrechen, dann beiseite stellen.

f) Entfernen Sie die Kerne aus dem Granatapfel.

g) Sobald der Granatapfel eingeritzt ist, drehen Sie ihn, um ihn in zwei Hälften zu teilen, und ziehen Sie die Haut vorsichtig ab, um die Kerne zu entfernen. Halte die Schnittfläche des Granatapfels über eine Schüssel und schlage mit einem Holzlöffel auf die Rückseite, bis alle Kerne herausfallen.

h) Den Rosenkohl mit den Granatapfelkernen, Walnüssen und Birnen mischen. Den Bulgur mit einer Gabel durchschwenken und mit dem Salat servieren.

i) Kombinieren Sie Schalotte, Öl, Essig, Salz und Pfeffer in einer separaten kleinen Schüssel.

j) Den Salat zum Mischen in das Dressing geben. Servieren und genießen!

GETREIDE- UND GETREIDESALAT

81.Pastinaken-Couscous mit Mandeln

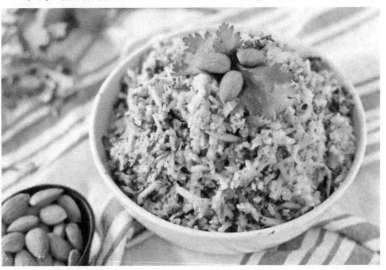

1 Portion

Zutaten:

- 1 kleine Pastinake
- $\frac{1}{2}$ Esslöffel Kokosöl
- ein Spritzer Zitronensaft
- eine Prise Salz
- 35 g Rucola
- 1 Birne
- 2 Esslöffel Kürbiskerne

Richtungen:

a) Pastinaken schälen und in große Stücke schneiden.

b) In einer Küchenmaschine pürieren, bis es die Konsistenz von Couscous hat.

c) Kokosöl, Zitronensaft und Salz untermischen.

d) Den Rucola waschen und mit den Pastinaken unter den Couscous heben.

e) Die Birnenstücke zusammen mit den Kürbiskernen unterheben.

82.Quinoa Fusilli und Tomatensalat

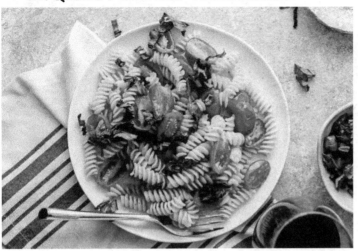

Ausbeute: 4 Portionen

Zutaten:

- 12 Unzen. Quinoa-Fusilli-Nudeln, gekocht

- 1/4 Tasse Kokosöl

- 4 Knoblauchzehen

- 1/4 TL zerstoßene Paprikaflocken

- 2 Pints Traubentomaten, halbiert

- 15 oz. Cannellini-Bohnen, abgetropft und abgespült

- 1/2 Tasse grüne Bio-Erbsen, gekocht

- 1/2 Tasse dünn geschnittenes frisches Basilikum

- 1/2 TL Meersalz

- 1/4 TL frisch gemahlener schwarzer Pfeffer

Richtungen:

a) Erhitzen Sie das Öl in einer großen beschichteten Pfanne bei mittlerer Hitze. Fügen Sie die Knoblauch- und Pfefferflocken hinzu und kochen Sie sie unter ständigem Rühren 30 Sekunden lang oder bis sie duften.

b) Die Traubentomaten hinzufügen und 6 bis 7 Minuten köcheln lassen, dabei regelmäßig umrühren, bis sie weich sind.

c) Bohnen und Erbsen dazugeben.

d) Fügen Sie die Nudeln hinzu und kochen Sie sie 1 Minute lang, wobei Sie gelegentlich umrühren.

e) Basilikum, Salz und Pfeffer einrühren und servieren.

83. Wildreis und Gemüsepilaf

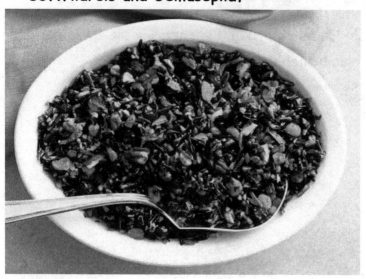

Serviert 4

Zutaten:

- 1 Tasse trockener Wildreis, gekocht

- Salz und Pfeffer nach Geschmack

- 1 Esslöffel Kokosöl

- 1 mittelgroße rote Zwiebel, gehackt

- 2 Knoblauchzehen, gehackt

- 1 kleine Zucchini, in 1/4-Zoll-Würfel geschnitten

- 1 kleiner gelber Kürbis, in 1/4-Zoll-Würfel geschnitten

Richtungen:

a) In einer großen beschichteten Pfanne das Öl bei mittlerer bis hoher Hitze erhitzen.

b) Zwiebel und Knoblauch dazugeben und unter gelegentlichem Wenden ca. 1 Minute dünsten, bis sie weich sind.

c) Fügen Sie die Zucchini und den Kürbis hinzu und kochen Sie sie unter gelegentlichem Rühren etwa 7-8 Minuten lang, bis sie leicht gebräunt und zart sind.

d) Rühren Sie den gekochten Reis ein und kochen Sie ihn 1-2 Minuten lang oder bis er heiß ist.

e) Fügen Sie die restlichen 1/4 Teelöffel Salz und Pfeffer hinzu, um zu schmecken.

84. asiatischer Quinoa Salat

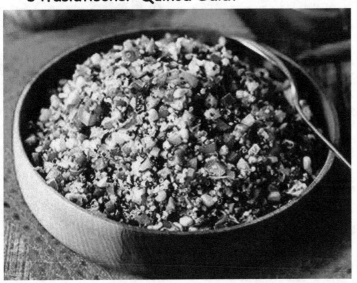

2 dient

Zutaten:

- 1/2 Tasse roter Quinoa, gespült

- 1/2 Tasse Tricolor oder andere Quinoa, gespült

- 2 Tassen Wasser

- 1 kleine rote Paprika, gehackt

- 1 kleine grüne Paprika, gehackt

- 1/2 Tasse langsam geröstete brasilianische Nüsse

- 1/2 Tasse gehackte Frühlingszwiebeln

- 1 Esslöffel weizenfreies Tamari mit niedrigem Natriumgehalt

- 1 Esslöffel Reisessig

- 2 Esslöffel gehackter frischer Koriander

- 1 TL Kokosöl

- 1/4 TL Meersalz

Richtungen:

a) Quinoa und Wasser in einem kleinen Topf mischen und nach Packungsempfehlung kochen.

b) 5 Minuten abkühlen lassen, bevor sie in eine Schüssel umgefüllt werden.

c) Quinoa mit Paprika, Nüssen, Frühlingszwiebeln, Tamari, Essig, Koriander, Kokosöl und Salz vermengen und mit einer Gabel auflockern.

85. Beeren-Quinoa-Salat

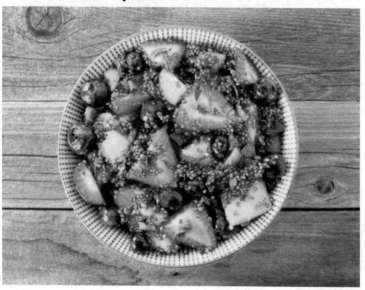

Zutaten

Zitrus-Honig-Dressing:

- 1 Teelöffel Orangenschale

- 4 EL frischer Orangensaft

- 2 Esslöffel frischer Zitronensaft

- 1 Esslöffel frischer Limettensaft

- 1 Esslöffel Honig

- 1 Teelöffel fein gehackte Minze

- 1 Teelöffel fein gehacktes Basilikum

Salat:

- 2 Tassen gekochte rote Quinoa

- 1 1/2 Tassen halbierte Erdbeeren

- 1 Tasse Himbeeren

- 1 Tasse Brombeeren

- 1 Tasse Blaubeeren

- 1 Tasse gehackte Honig geröstete Zimtmandeln

- 1 Esslöffel fein gehackte Minze

- 1 Esslöffel fein gehacktes Basilikum

Richtungen

a) **Für das Dressing:** In einer kleinen Schüssel Orangenschale, Orangensaft, Zitronensaft, Limettensaft, Honig, Minze und Basilikum verquirlen. Beiseite legen.

b) Kombinieren Sie in einer großen Schüssel gekochten Quinoa, Erdbeeren, Himbeeren, Brombeeren, Blaubeeren, Mandeln, Minze und Basilikum.

c) Dressing über den Salat träufeln und nochmals vorsichtig umrühren. Dienen.

86. Quinoa-Kichererbsen-Buddha-Bowl

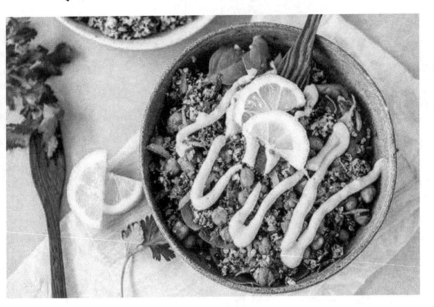

Macht 2

Zutaten

Salat:

- 1 Tasse trockene Kichererbsen, gekocht
- 1 Tasse weißer Quinoa, gekocht
- 1 großes Paket Grünkohl

Tahini-Sauce:

- 1/2 Tasse Tahini
- 1/4 TL Meersalz
- 1/4 TL Knoblauchpulver
- 1/4 Tasse Wasser
- Frischer Zitronensaft

Richtungen:

a) **Dressing machen:** Kombinieren Sie Tahini, Meersalz, Zitronensaft und Knoblauchpulver in einer kleinen Rührschüssel und verquirlen Sie alles. Dann nach und nach Wasser zugeben, bis eine gießfähige Soße entsteht.

b) Fügen Sie 1/2-Zoll-Wasser in eine mittelgroße Pfanne hinzu und fügen Sie den Grünkohl hinzu. Bei mittlerer Hitze zum Köcheln bringen.

c) Den Grünkohl sofort vom Herd nehmen und in eine kleine Schüssel geben.

d) **So stellen Sie den Salat zusammen:** Kombinieren Sie die gekochten Kichererbsen, Quinoa und Grünkohl in einer Schüssel. Das Dressing unterziehen.

87.Geröstete Quinoa mit Gemüse

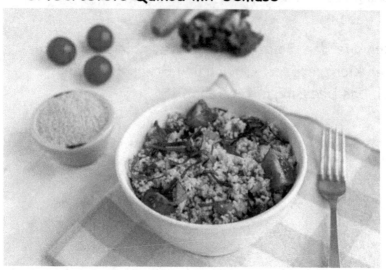

Zutaten

- ½ Tasse Quinoa
- 1 Tasse Wasser
- 2 Esslöffel Öl
- 1/4 Esslöffel Senfkörner
- 1/4 Esslöffel Kreuzkümmel
- 1 Prise Asafetida
- 5-6 Curryblätter
- ½ Esslöffel geriebener Ingwer
- ½ Esslöffel Korianderpulver
- ½ Esslöffel Kreuzkümmelpulver
- Nach Geschmack salzen
- 1-2 Tomaten - können nebenbei kochen oder roh essen
- 1 Tasse Kartoffeln, Kohl, Blumenkohl, Karotten usw.
- Frische Kokosraspeln
- Frische Korianderblätter

Richtungen

a) Quinoa in einer Pfanne 10 bis 15 Minuten trocken rösten. Aus der Pfanne nehmen.

b) Das Öl erhitzen und die Senfkörner hinzugeben. Wenn sie aufplatzen, fügen Sie Kreuzkümmel, Asafetida, Curryblätter, Ingwer, Korianderpulver und Kreuzkümmelpulver hinzu. Gemüse zugeben und halb garen.

c) Geröstete Quinoa, Salz und Wasser hinzugeben. Zum Kochen bringen, abdecken und 10 Minuten köcheln lassen.

d) Aufdecken und 2 bis 3 Minuten kochen.

e) Mit frischer Kokosnuss nach Geschmack und
Korianderblättern garnieren.

88.Guacamole und schwarze Bohnenschale

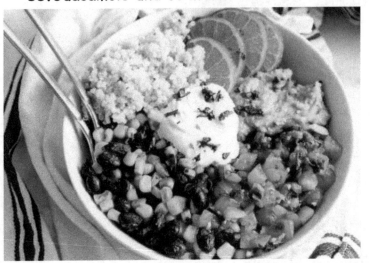

Ausbeute: 2 Portionen

Zutaten

Guacamole:

- 1 Avocado, geschält und entkernt
- 1 Esslöffel Limettensaft
- 1/2 TL Meersalz
- 1/4 TL frisch gemahlener schwarzer Pfeffer
- 3 Esslöffel gehackter frischer Koriander

Salat:

- 1 Tasse gefrorene vorgekochte Bio-Quinoa
- 2 Tassen organische gekochte schwarze Bohnen
- 3 Esslöffel fein gehackte rote Bio-Zwiebel
- 2 Knoblauchzehen, gehackt
- 1/2 TL Kreuzkümmel
- 2 Tassen Bio-Mischgemüse oder Babyspinat
- 1 Tasse Bio-Cherry-Tomaten, halbiert
- 1 kleine rote Bio-Paprika, in Scheiben geschnitten
- 1 kleine Gurke, geschält und in dünne Scheiben geschnitten

Garnierung:

- 1 kleine Jalapeño, in dünne Scheiben geschnitten

Richtungen:

a) Die Avocado mit einer Gabel in einer mittelgroßen Schüssel zerdrücken, dann den Limettensaft, das Meersalz, den schwarzen Pfeffer und den Koriander einrühren; beiseite lassen.

b) Schwarze Bohnen, Knoblauch und Kreuzkümmel in einen großen Topf geben und kochen, bis es dampft.

c) Das Gemüse, die Tomaten, die Paprikastücke, die fein gehackte rote Zwiebel und die Gurke auf zwei Schüsseln verteilen und jeweils mit Quinoa, Bohnen und der Guacamole garnieren.

d) Mit gehacktem Jalapeno servieren.

89. Quinoa-Kichererbsen-Buddha-Bowl

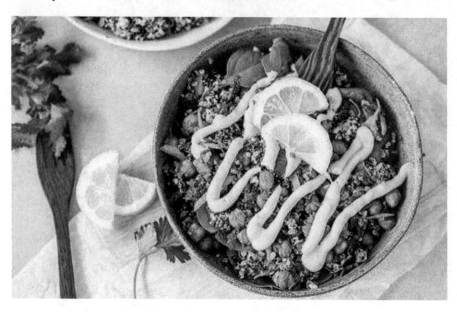

Kichererbsen:

- 1 Tasse trockene Kichererbsen.

- 1/2 Teelöffel Meersalz.

Andenhirse:

- 1 Esslöffel Oliven-, Traubenkern- oder Avocadoöl (oder Kokosnuss).

- 1 Tasse weißer Quinoa (gut gespült).

- 1 3/4 Tasse Wasser.

- 1 gesunde Prise Meersalz.

Grünkohl:

- 1 großes Paket Grünkohl

Tahini-Sauce:

- 1/2 Tasse Tahini.

- 1/4 Teelöffel Meersalz.

- 1/4 Teelöffel Knoblauchpulver.

- 1/4 Tasse Wasser.

Zum Servieren:

- Frischer Zitronensaft.

Richtungen

a) Kichererbsen entweder über Nacht in kaltem Wasser einweichen oder den Quick-Soak-Ansatz anwenden: Gespülte Kichererbsen in einen großen Topf geben und mit 2 Zoll Wasser bedecken. Abgießen, abspülen und zurück in den Topf geben.

b) Um eingeweichte Kichererbsen zu kochen, in einen großen Topf geben und mit 2 Zoll Wasser bedecken. Bei starker Hitze zum Kochen bringen, dann die Hitze auf ein Köcheln reduzieren, salzen und umrühren und unbedeckt 40 Minuten - 1 Stunde 20 Minuten kochen.

c) Probieren Sie eine Bohne nach 40 Minuten, um zu sehen, wie zart sie ist. Sie suchen nach einer einfach zarten Bohne mit ein wenig Biss, und die Schalen zeigen Anzeichen von Schälen. Sobald die Bohnen zubereitet sind, die Bohnen abtropfen lassen und beiseite stellen und mit etwas mehr Salz bestreuen.

d) Bereiten Sie das Dressing vor, indem Sie Tahini, Meersalz und Knoblauchpulver in eine kleine Rührschüssel geben und verquirlen, um es zu integrieren. Dann nach und nach Wasser zugeben, bis eine gießfähige Soße entsteht.

e) 1/2-Zoll-Wasser in eine mittelgroße Pfanne geben und bei mittlerer Hitze zum Köcheln bringen. Den Grünkohl sofort vom Herd nehmen und zum Servieren in eine kleine Schüssel geben.

90. Thailändischer Quinoa-Salat

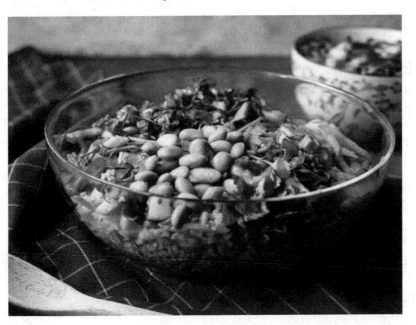

Für den Salat:

- 1/2 Tasse gekochte Quinoa

- 3 Esslöffel geriebene Karotte.

- 2 Esslöffel Paprika, sorgfältig in Scheiben geschnitten.

- 3 Esslöffel Gurke, fein geschnitten.

- Wenn gefroren, 1/2 Tasse Edamame aufgetaut.

- 2 Frühlingszwiebeln, fein gehackt.

- 1/4 Tasse Rotkohl, fein geschnitten.

- 1 Esslöffel Koriander, sorgfältig gehackt.

- 2 Esslöffel geröstete Erdnüsse, gehackt (optional).

- Salz schmecken.

Thai-Erdnuss-Dressing:

- 1 Esslöffel cremige natürliche Erdnussbutter.

- 2 Teelöffel salzarme Sojasauce.

- 1 Teelöffel Reisessig.

- 1/2 Teelöffel Sesamöl.

- 1/2 - 1 Teelöffel Sriracha-Sauce (optional).

- 1 Knoblauchzehe, sorgfältig gehackt.

- 1/2 Teelöffel geriebener Ingwer.

- 1 Teelöffel Zitronensaft.

- 1/2 Teelöffel Agavendicksaft (oder Honig).

Richtungen:

a) Thai-Erdnuss-Dressing zubereiten:

b) Kombinieren Sie alle Zutaten für das Tragen einer kleinen Schüssel und mischen Sie, bis alles gut vermischt ist.

c) Um den Salat zu machen:

d) Quinoa mit dem Gemüse in eine Rührschüssel geben. Fügen Sie das Dressing hinzu und mischen Sie es gut, um es zu integrieren.

e) Die gerösteten Erdnüsse darüber sprühen und servieren!

91.Pilaf aus Pilzen und Hanfsamen

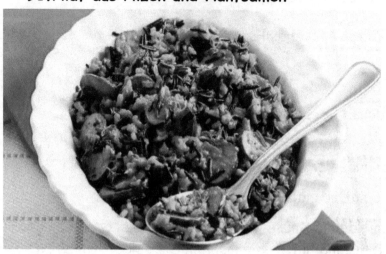

Zutaten

- 1 Tasse Hanfsamen

- 2 Esslöffel. Ghee

- 3 mittelgroße Champignons, in Scheiben geschnitten

- 1/4 Tasse geschnittene Mandeln

- 1/2 Tasse Hühnerbrühe

- 1/2 TL. Knoblauchpulver

- 1/4 TL. Getrocknete Petersilie

- Salz und Pfeffer nach Geschmack

Richtungen

d) Ghee bei mittlerer Hitze in eine Pfanne geben und dann gehobelte Mandeln und Pilze in die Pfanne geben.

e) Sobald die Pilze weich sind, Hanfsamen in die Pfanne geben. Gut vermischen.

f) Hühnerbrühe und Gewürze in die Pfanne geben und gut verrühren.

g) Reduzieren Sie die Hitze auf mittel-niedrig und lassen Sie die Hühnerbrühe köcheln und aufsaugen.

FRUCHTSALAT

92. Exotischer Obstsalat

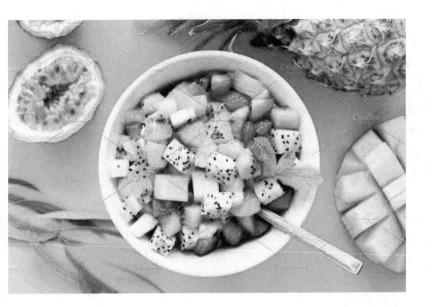

Ausbeute: 4 Portionen

Zutat

- 2 reife Mangos, Papayas o
- 6 Kiwis, -- geschält und geschnitten
- 2 Bananen, - geschält und geschnitten
- 2 Esslöffel Puderzucker
- 2 Esslöffel Zitronensaft
- $\frac{1}{2}$ Teelöffel Vanilleextrakt
- $\frac{1}{4}$ Teelöffel gemahlenes chinesisches 5-Gewürze-Pulver
- $\frac{1}{2}$ Himbeeren
- Ananas
- Puderzucker
- Minzblätter

Richtungen

a) Zucker, Zitronensaft, Vanille und chinesisches 5-Gewürze-Pulver verquirlen; je nach Geschmack anpassen, mehr oder weniger Zutaten hinzufügen. Mangos und Himbeeren zugeben und vermengen.

b) Ordnen Sie die Kiwis kurz vor dem Servieren in einem Kreis an der Außenkante von jedem der 4 Dessertteller an, arrangieren Sie einen Innenkreis aus Bananenscheiben, die die Kiwis überlappen, und lassen Sie einen Platz in der Mitte des Desserttellers. Löffel mazerierte Himbeeren und Mangos in der Mitte; Mit Puderzucker bestäuben und mit Minzblättern garnieren.

93.Festlicher Obstsalat

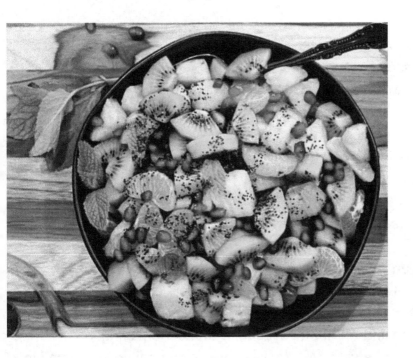

Ausbeute: 1 Portion

Zutat
- 1 Dose Ananasstücke
- $\frac{1}{2}$ Tasse) Zucker
- 3 Esslöffel Allzweckmehl
- Je 1 Ei, leicht geschlagen
- 2 Dosen Mandarinen
- 1 Dose Birnen
- Je 3 Kiwis
- 2 groß Äpfel
- 1 Tasse Pekannusshälften

Richtungen
a) Ananas abtropfen lassen, Saft auffangen. Ananas beiseite stellen. Gießen Sie den Saft in eine kleine Saucenpfanne; Zucker und Mehl hinzufügen. Zum Kochen bringen.

b) Ei schnell einrühren; kochen, bis es eingedickt ist. Vom Herd nehmen; kühl.

c) Kalt stellen. Kombinieren Sie in einer großen Schüssel Ananas, Orangen, Birnen, Kiwi, Äpfel und Pekannüsse. Dressing darüber gießen und gut verrühren. Zugedeckt 1 Stunde kalt stellen.

94. Asiatischer Obstsalat mit Papaya-Minz-Sauce

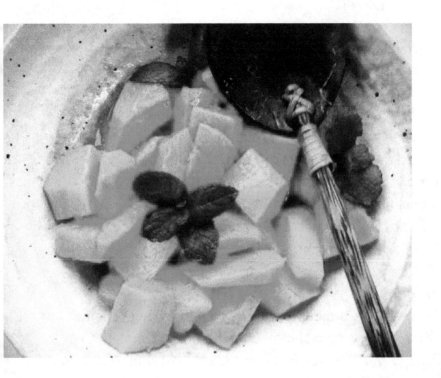

Ausbeute: 6 Portionen

Zutat

- ½ große Ananas; geschält, entkernt
- 1 mittel Papaya; geschält, entkernt
- ½ große Cantaloupe-Melone; geschält, entkernt
- 11 Unzen Geschälte ganze Litschis in schwerem Sirup
- ½ Tasse kernlose rote Trauben; halbiert
- ½ Tasse kernlose grüne Trauben; halbiert
- 1 große Papaya; geschält, entkernt
- 5 Esslöffel Zucker
- 3 Esslöffel frischer Limettensaft
- 1½ Esslöffel Frische Minze; grob gehackt

Richtungen

a) Mischen Sie die ersten 6 Zutaten in einer großen Schüssel.

b) Obst in 6 kleine Schalen oder Kelche geben

c) Papaya-Minz-Sauce über das Obst träufeln. Mit Kokos bestreuen. Mit Minze garnieren.

d) Papaya-Minz-Sauce: Alle Zutaten im Mixer pürieren, bis sie glatt sind.

e) In die Schüssel umfüllen. Bis zur Verwendung abdecken und kühl stellen.

95. Mango-Avocado-Salat mit Macadamias

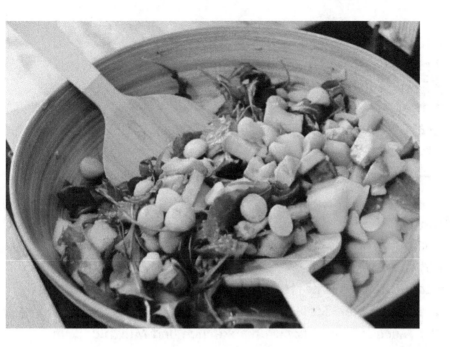

Ergibt 4 Portionen

Zutaten
- 1 feste reife Mango, geschält, entsteint
- 2 reife Hass-Avocados, entsteint, geschält
- 2 Esslöffel frischer Limettensaft
- 2 Teelöffel Agavendicksaft
- $1/4$ Tasse zerkleinerte Macadamianüsse
- 1 Esslöffel frische Granatapfelkerne
- 1 Esslöffel frische Minze oder Korianderblätter

Richtungen
a) Kombinieren Sie in einer großen Schüssel Mango und Avocados.

b) Fügen Sie den Limettensaft und den Agavendicksaft hinzu und schwenken Sie vorsichtig, um die Früchte zu benetzen. Mit Macadamias, Granatapfelkernen und Minzblättern bestreuen. Sofort servieren.

96.Flammender Sonnenuntergangssalat

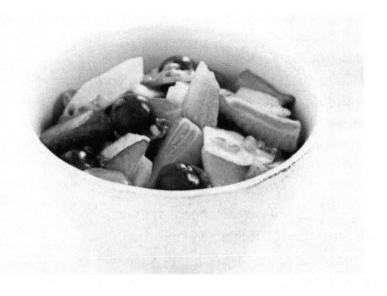

Ergibt 4 bis 6 Portionen

Zutaten
- 2 Esslöffel Zitronensaft
- 2 Esslöffel Agavendicksaft
- 1 Golden Delicious Apfel, ungeschält, entkernt
- 1 Banane, in 1/4-Zoll-Scheiben geschnitten
- Pfirsich oder Nektarine, halbiert, entkernt
- 1 Tasse entsteinte frische Kirschen

Richtungen
a) In einer großen Schüssel Zitronensaft und
    Agavendicksaft unter Rühren vermischen.
b) Apfel, Orange, Banane, Pfirsich und Kirschen hinzufügen.
    Zum Kombinieren vorsichtig umrühren und servieren.

97.Obstsalat im Winter

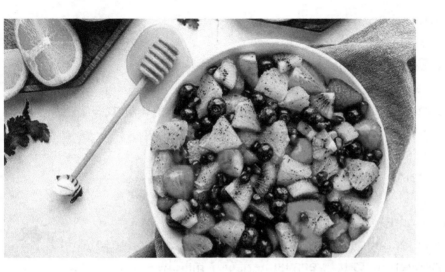

Ergibt 4 Portionen

Zutaten
- 2 Esslöffel Walnussöl
- 2 Esslöffel frischer Zitronensaft
- 1 Esslöffel Agavendicksaft
- 1 Fuji, Gala oder Red Delicious Apfel, entkernt
- 1 große Orange, geschält und geschnitten
- 1 Tasse kernlose rote Trauben, halbiert
- 1 kleine Sternfrucht, geschnitten

Richtungen
a) In einer kleinen Schüssel Walnussöl, Zitronensaft und Agavendicksaft vermischen. Gut mischen und beiseite stellen.
b) In einer großen Schüssel Apfel, Birne, Orange, Trauben, Sternfrucht und Walnüsse mischen. Mit Dressing beträufeln, schwenken und servieren.

98.Sommerbeeren mit frischer Minze

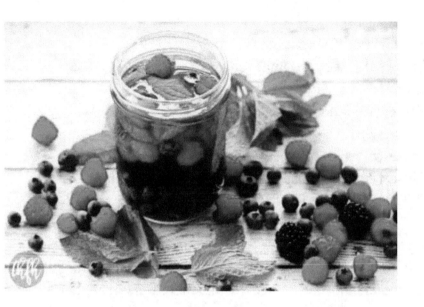

Ergibt 4 bis 6 Portionen

Zutaten

- 2 EL frischer Orangen- oder Ananassaft
- 1 Esslöffel frischer Limettensaft
- 1 Esslöffel Agavendicksaft
- 2 Teelöffel gehackte frische Minze
- 2 Tassen entsteinte frische Kirschen
- 1 Tasse frische Heidelbeeren
- 1 Tasse frische Erdbeeren, geschält und halbiert
- 1/2 Tasse frische Brombeeren oder Himbeeren

Richtungen

a) In einer kleinen Schüssel Orangensaft, Limettensaft, Agavendicksaft und Minze vermischen. Beiseite legen.

b) Kombinieren Sie in einer großen Schüssel die Kirschen, Blaubeeren, Erdbeeren und Brombeeren. Fügen Sie das Dressing hinzu und schwenken Sie es vorsichtig, um es zu kombinieren. Sofort servieren.

99.Curry-Obstsalat

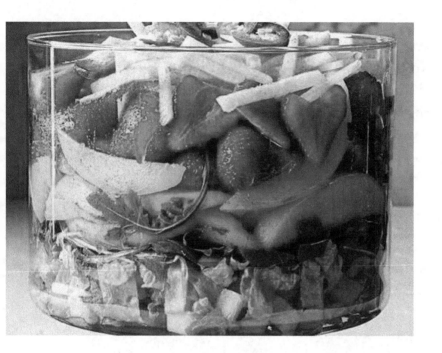

Ergibt 4 bis 6 Portionen

Zutaten
- $\frac{3}{4}$ Tasse veganer Vanillejoghurt
- $1/4$ Tasse fein gehacktes Mango-Chutney
- 1 Esslöffel frischer Limettensaft
- 1 Teelöffel mildes Currypulver
- 1 Fuji- oder Gala-Apfel, entkernt und in 1/2 Zoll geschnitten
- 2 reife Pfirsiche, halbiert und in 1/2 Zoll geschnitten
- 4 reife schwarze Pflaumen, halbiert und geschnitten
- 1 Tasse rote kernlose Trauben, halbiert
- $1/4$ Tasse ungesüßte geröstete Kokosraspeln
- $1/4$ Tasse geröstete Mandelsplitter

Richtungen
a) Joghurt, Chutney, Limettensaft und Currypulver in einer kleinen Schüssel mischen und gut verrühren. Beiseite legen.
b) In einer großen Schüssel Apfel, Pfirsiche, Pflaumen, Mango, Trauben, Kokosnuss und Mandeln mischen. Das Dressing hinzugeben, vorsichtig umrühren und servieren.

100.   Gegrillter Obstteller

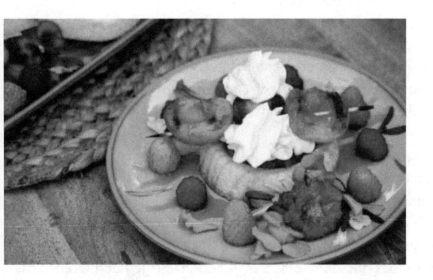

Ergibt 4 bis 6 Portionen

Zutaten

- $1/2$ Tasse weißer Traubensaft
- $1/4$ Tasse Zucker
- 1 Ananas, geschält, entkernt und in 1/2 Zoll geschnitten
- 2 reife schwarze oder lila Pflaumen, halbiert und entkernt
- 2 reife Pfirsiche, halbiert und entkernt
- 2 reife Bananen, längs halbiert

Richtungen

a) Den Grill vorheizen. Traubensaft und Zucker in einem kleinen Topf bei mittlerer Hitze unter Rühren erhitzen, bis sich der Zucker aufgelöst hat. Vom Herd nehmen und zum Abkühlen beiseite stellen.

b) Das Obst auf den heißen Grill geben und je nach Obst 2 bis 4 Minuten grillen. Die gegrillten Früchte auf einer Servierplatte anrichten und mit dem Sirup beträufeln. Bei Zimmertemperatur servieren.

FAZIT

Es gibt so viele Möglichkeiten, gesundes Essen zu kochen, aber es gibt eine Möglichkeit, die super einfach und bequem ist, und das ist natürlich jedermanns Lieblingsgericht – der Salat! Okay, vielleicht ist Salat nicht dein Favorit, aber er ist auf jeden Fall gesünder als frittierte Tintenfische oder Pommes Frites! Und hören Sie zu – Salate sind nicht nur Haufen langweiliger grüner Blätter; sie können so viel mehr sein. Sie sind erfrischend, vollgepackt mit allen möglichen Zutaten und lassen sich leicht nach Ihren Wünschen anpassen. Alles, was Sie brauchen, ist etwas Abwechslung und Sie können Salate wieder lustig und interessant machen.

Salate müssen nicht fad oder langweilig sein. Alles, was Sie brauchen, sind ein paar gute Rezepte, um Salate zu einem aufregenden Teil Ihres Tages zu machen, und dieses Buch wird genau das tun.

CPSIA information can be obtained
at www.ICGtesting.com
Printed in the USA
LVHW080724090622
720760LV00003B/59